ISSN 0071-1179

Ernährungsforschung

Wissenschaft und Praxis

Aus dem Inhalt:

THEORIA CUM PRAXI

Akademie-Verlag · Berlin

EVP 5,– M
31 638

Heft 3 · 1978 · Band 23

Inhalt

Herausgeber:
Zentralinstitut für Ernährung der Akademie der Wissenschaften der DDR
Direktor: Prof. Dr. habil. H. Haenel

in Zusammenarbeit mit

der Gesellschaft für Ernährung in der DDR (Vorsitzender: Prof. Dr. habil. H. Schmandke), der Arbeitsgruppe Ernährung beim Nationalen Komitee für Gesundheitserziehung der DDR (Leiter: Prof. Dr. habil. H.-A. Ketz) und dem Warenzeichenverband Diätetische Erzeugnisse der DDR e. V. (Generaldirektor: F. Schmidt).

Redaktion:
Dr. Friedbert Baum (Chefredakteur),
Dr. Jürgen Proll,
Dipl.-Journ. Richard Baier.

Redaktionsbeirat:
Dr. M. Anders, Dr. H. Groß,
Dr. sc. M. Möhr, Dr. R. Schmelter,
Prof. Dr. habil. M. Ulmann, Dr. J. Voigt.

Anschrift der Redaktion:
Zentralinstitut für Ernährung der Akademie der Wissenschaften der DDR,
DDR-1505 Bergholz-Rehbrücke,
Arthur-Scheunert-Allee 114–116.

Verlag:
Akademie-Verlag, DDR-108 Berlin
Leipziger Str. 3–4; Fernruf 2236221 oder 2236229
Telex-Nr. 114420; Postscheckkonto: Berlin: 35021; Bank: Staatsbank der DDR, Berlin, Kto.-Nr.: 6836-26-20712.

Veröffentlicht unter der Lizenznummer 1656 des Presseamtes beim Vorsitzenden des Ministerrates der Deutschen Demokratischen Republik.

Gesamtherstellung:
VEB Druckerei „Thomas Müntzer", DDR-582 Bad Langensalza.

Erscheinungsweise:
Die Zeitschrift „Ernährungsforschung" erscheint jährlich in einem Band mit 6 Heften. Bezugspreis je Band 60,– M zuzüglich Versandspesen (Preis für die DDR 30,– M); Preis je Heft 10,– M (Preis für die DDR 5,– M)

Bestellnummer dieses Heftes: 1091/23/3.

Bezugsmöglichkeiten:

In der DDR über den Postzeitungsvertrieb, über Buchhandlungen oder den Akademie-Verlag

Im sozialistischen Ausland über den zuständigen Postzeitungsvertrieb oder eine Buchhandlung für fremdsprachige Literatur

In der BRD und Berlin (West) über eine Buchhandlung oder die Auslieferungsstelle KUNST UND WISSEN, Erich Bieber, D-7 Stuttgart 1, Wilhelmstraße 4–6

In Österreich über den Globus-Buchvertrieb, A 1201 Wien, Höchstädtplatz 3

Im übrigen Ausland über den Internationalen Buch- und Zeitschriftenhandel; über den Buchexport, Volkseigener Außenhandelsbetrieb der Deutschen Demokratischen Republik, DDR-701 Leipzig, Postfach 160, oder über den Akademie-Verlag, DDR-108 Berlin, Leipziger Str. 3–4

Hinweise für Autoren

Die Manuskripte sind in Original-Maschinenschrift einseitig und zweizeilig der Redaktion einzureichen. Pro Zeile 35 oder 70 Anschläge. Der Umfang der Manuskripte sollte mit der Redaktion vereinbart sein. Abbildungen, Tabellen und Zwischentitel sind erwünscht. Es ist zweckmäßig, die Arbeit mit einer kurzen Zusammenfassung oder mit Schlußfolgerungen sowie mit Empfehlungen für die Praxis abzuschließen.
Die Redaktion behält sich eine Überarbeitung der angenommenen Manuskripte vor; größere Änderungen nur mit Einverständnis des Autors. Die Beiträge werden honoriert. Der Autor erhält kostenlos 25 Sonderdrucke seines Beitrages als Fortdrucke.

ISSN 0071-1179

Qualität im Dienste der Gesundheit

Am 14. Oktober 1977 fand in Leipzig im Rahmen der 8. Mitgliedervollversammlung des Warenzeichenverbandes „Diätetische Erzeugnisse“ eine Qualitätskonferenz unter dem Motto „Qualität im Dienste der Gesundheit“ statt. Nach dem Grundsatzreferat des Vorsitzenden des Vorstandes sowie den beiden Koreferaten durch je einen Vertreter der Fachabteilung „Nahrungsgüter“ des ASMW und des Ministeriums für Gesundheitswesen wurden Beratungen zu Fragen der Qualitätssicherung in Arbeitsgruppen geführt.

Aus dem Grundsatzreferat

Die Beschlüsse des IX. Parteitages der SED haben auch deutlich gemacht, daß eine gesunde Ernährung ein wesentliches Qualitätsmerkmal unserer Lebensmittelversorgung ist. Sich gesund zu ernähren und leistungsfähig zu erhalten, gehört zur sozialistischen Lebensweise. Deshalb muß auch die gesunde Ernährung in die Bedarfsermittlung, -lenkung und -befriedigung als integrierter Bestandteil einbezogen werden.

Gut versorgen heißt, ein solches Sortiment bereitzustellen, das eine gesunde Ernährung sichert. Gegenwärtig besteht ein Widerspruch darin, daß

— einerseits das Lebensmittelsortiment reichhaltig ist und allen Bürgern weitgehend die Möglichkeit bietet, sich gesund zu ernähren,
— andererseits aber festzustellen ist, daß dieses Angebot noch ungenügend genutzt wird.

So ist die Ernährungssituation in der DDR gegenwärtig noch dadurch gekennzeichnet, daß erheblich mehr Lebensmittel und damit Kalorien verzehrt werden, als uns gut tut.

Die Ernährungsbilanz weist einen relativ hohen Grad der Überernährung der Bevölkerung der DDR aus. Bekannt sind die Folgen dieser Fehlernährung: Adipositas, gestörter Fettstoffwechsel, Bluthochdruck, Diabetes mellitus, Gicht und Karies.

Im Zusammenhang mit der Tatsache, daß der wissenschaftlich-technische Fortschritt als wesentlicher Faktor der Intensivierung vor allem dazu beiträgt, den Anteil körperlicher Arbeit zu senken und den Anteil der geistigen Arbeit zu erhöhen, gewinnen die Fragen der gesunden Ernährung im Komplex der Gesamtbedingungen einer gesunden Lebensweise immer mehr an Bedeutung.

Wir müssen beharrlich unsere Kraft dafür einsetzen, mitzuhelfen, das Ernährungsbewußtsein unserer Bürger herauszubilden und zu festigen.

Für unsere weitere Arbeit auf dem Gebiet der Lebensmittelversorgung ist folgendes wichtig:

- Es gilt, die Rohstoffe zur Lebensmittelproduktion noch rationeller zu nutzen, dabei weitere Möglichkeiten des Einsatzes einheimischer Rohstoffe zu erschließen und solche Produktionsverfahren zu entwickeln und systematisch anzuwenden, die uns helfen, den Material- und Energieverbrauch weiter zu senken
- Es gilt, die Qualität der Erzeugnisse stabil zu halten und hinsichtlich des ernährungsphysiologischen und Genußwertes sowie der Konsumreife und einer gebrauchswerterhaltenden und formschönen Verpackung weiter zu verbessern
- Es ist erforderlich, die Kontrolle und Sicherung der Qualität in einer ununterbrochenen Kette von der Produktion über den Groß- bis zum Einzelhandel und zum Endverbraucher zu organisieren und die jetzt noch viel zu hohen Warenverluste zu reduzieren.

Diese Aufgaben sind von bedeutendem volkswirtschaftlichen Gewicht:

— Etwa 30 % unseres Nationaleinkommens, das sind über 50 Milliarden Mark, werden zur Sicherung der Ernährung unserer Bevölkerung eingesetzt und über 37 % der Nettogeldeinnahmen der Bevölkerung werden für den Kauf von Nahrungs- und Genußmitteln ausgegeben.
— Nach Berechnungen von Wissenschaftlern der Handelshochschule treten jährlich Verluste an Lebensmitteln in Höhe von etwa 2 Milliarden Mark auf, davon im Bereich des Binnenhandels über 1 Milliarde Mark. Wenn es gelänge, diese Verluste um nur 10 % zu senken, so entspräche das einer Lebensmittelmenge im Werte von 100 Millionen Mark.

Für den Warenzeichenverband und seine Mitglieder ergeben sich für den nächsten Zeitraum drei Schwerpunktaufgaben, nämlich mitzuhelfen, daß

1. die im traditionellen Sortiment vorhandenen Lebensmittel, die den Erkenntnissen einer gesunden und diätetischen Ernährung weitgehend Rechnung tragen, bedarfsgerecht und in hoher Qualität produziert, vertrieben und angeboten werden
2. das vorhandene Sortiment durch solche Lebensmittel erweitert wird, die kalorienreduziert und ernährungsphysiologisch wertvoll sind sowie differenzierten Verbrauchererwartungen entsprechen
3. die Ernährungsaufklärung im System unserer Gesundheitspolitik bei Wahrung der Einheit von Angebot und Aufklärung verbessert wird.

Der Minister für Gesundheitswesen der DDR übermittelte dem Vorstandsvorsitzenden des Warenzeichenverbandes folgende Grußadresse:

Sehr geehrter Genosse Schmidt!

Zur Durchführung der Qualitätskonferenz des Warenzeichenverbandes „Diätetische Erzeugnisse“ übermittle ich Ihnen und allen Mitgliedern meine herzlichsten Grüße.
Ich verbinde dies mit meiner Anerkennung und meinem Dank für die vom Warenzeichenverband geleistete vielseitige Tätigkeit auf dem Gebiet der gesunden Ernährung.
Durch diese Arbeit wurde aktiv an einer spürbaren Verbesserung der Versorgung vieler Gruppen diätbedürftiger Patineten beigetragen.
Die Bemühungen des Warenzeichenverbandes und seiner Mitglieder erstrecken sich neben der Einflußnahme auf die quantitative Versorgung als wichtige Schwerpunktaufgabe auf die Erhöhung der Qualität gesundheitsfördernder Lebensmittel. Damit wird ein wertvoller Beitrag zur Prophylaxe und Therapie ernährungsabhängiger und ernährungsbedingter Erkrankungen geleistet.
In diesem Sinne wünsche ich Ihnen allen einen guten Verlauf der Qualitätskonferenz und neue Ergebnisse im Interesse des Gesundheitsschutzes unserer Bürger.

Mit sozialistischem Gruß

Prof. Dr. sc. med. Mecklinger

Zu Punkt 1

Das Angebot an Lebensmitteln beeinflußt entscheidend die Durchsetzung einer gesunden Ernährung.
Das Kernproblem besteht darin,

- die landwirtschaftlichen und sonstigen Rohstoffe für die Produktion von Lebensmitteln mit hohem ernährungsphysiologischen Wert in richtiger Warenstruktur und zum richtigen Zeitpunkt einzusetzen
- die Angebotsgestaltung und Verkaufsaktivität im Handel so zu entwickeln, daß die Leistungsfähigkeit der Land- und Nahrungsgüterwirtschaft und der Lebensmittelindustrie voll widergespiegelt wird.

Zum Beispiel bietet das Milchaufkommen über das ganze Jahr die Möglichkeit, ein breites Sortiment an Milchmischgetränken, Buttermilch, Frischmilch und Käse zu produzieren.
Bewährt haben sich beim stabilen kontinuierlichen Angebot insbesondere die Kooperationsverkaufsstellen. Von den zirka 400 in der DDR bestehenden Kooperationsverbänden arbeiten 92 auf dem Gebiet der Milchproduktion.
Die Handelsorgane des Bezirkes Rostock sind z. B. in die Arbeit des Kooperationsverbandes Trinkmilch einbezogen. In zwei Kooperationsverkaufsstellen, einem Industrieladen und drei Kooperationsabteilungen in Kaufhallen wird ein ständig frisches und reichhaltiges Sortiment an Molkereierzeugnissen angeboten. Diese sich auch auf anderen Gebieten der Versorgung entwickelnden Kooperationsverkaufsstellen finden bei der Bevölkerung große Resonanz infolge der Breite des Sortimentes.
Solche verallgemeinerungswürdigen Versorgungsleistungen werden leider noch nicht in allen Betrieben der milchverarbeitenden Industrie und den Handelsbetrieben gesichert. Auf diesem Gebiet gibt es noch Reserven, die es in allen Bezirken voll zu nutzen gilt.
Der Grundsatz, daß alles, was gewachsen ist, geerntet, ordentlich gelagert, konserviert und damit gut verwertet wird, ist für die Erfüllung der Versorgungsaufgaben von großer Bedeutung. Das bezieht sich besonders auf Getreide, Hackfrüchte, Gemüse und Obst. Das reichliche Gemüseaufkommen im Jahre 1977 zeigt wiederum, daß wir uns auf solche, der gesunden Ernährung dienliche Erzeugnisse schneller und breitenwirksamer einstellen und das, was sich bewährt hat, rasch verallgemeinern müssen.
Fest steht, daß die Käuferwünsche über gezielte Verkaufsaktivitäten des Groß- und Einzelhandels beeinflußt werden können.

Bei diesen Fragen entscheidet die Qualität des Angebots insgesamt und bei jeder einzelnen Ware maßgeblich über das Verhalten der Käufer.
Das haben die Mitarbeiter des VE Einzelhandels des Bezirkes Cottbus erkannt. Im Rahmen des sozialistischen Wettbewerbs verpflichteten sich die Mitarbeiter, einen hohen Frischegrad der Lebensmittel durch ein Qualitätskontrollsystem im Einzelhandel zu sichern.

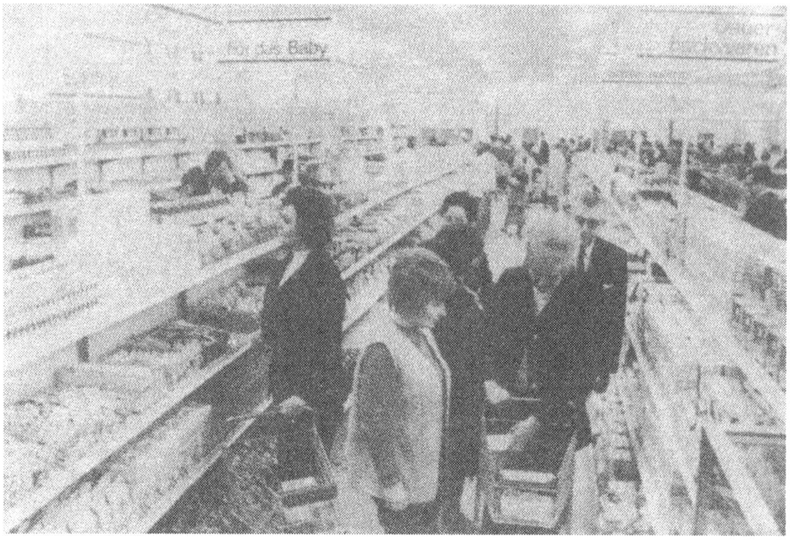

Um die Qualitätskontrolle bereits bei der Warenannahme wesentlich zu verbessern, wird bei allen Sorten Margarine, Butter, Quark, Joghurt und Fleischsalat schriftlich das Herstellungsdatum in einem Kontrollbuch erfaßt, um eine fortlaufende Kontrolle und Auswertung mit der Produktion vornehmen zu können. Täglich wird diese Ware in den Verkaufsregalen auf den Frischegrad und die termingerechte Wälzung kontrolliert. So konnten aus dem Kontrollbuch konkrete Schlußfolgerungen für die Warendisposition gezogen und rechtzeitig Überschreitungen der Verbrauchsfristen erkannt werden. Durch dieses Kontrollsystem, das in die Provisionsentlohnung mit einbezogen wurde, ist eine spürbare Verbesserung bei der Einhaltung des Frischegrades vieler Artikel zu verzeichnen. Dadurch können die Kunden zur Zufriedenheit bedient, der Warenumsatz gesteigert und die Warenverluste gesenkt werden. Diese guten Erfahrungen sollten von allen Handelseinrichtungen schnell und umfassend genutzt werden. Die Bewegung „Meine Hand für mein Produkt" hat auch volle Gültigkeit für die Sicherung der Qualität im Großhandel.
Die qualitätssichernden Maßnahmen im Handel beginnen bereits beim Abschluß der Wirtschaftsverträge. Hier muß der Handel seine Aufgabe darin sehen, die Einheit von Menge, Sortiment und Qualität über den Wirtschaftsvertrag durchzusetzen.
Weiterhin ist dabei zu sichern, daß die Lebensmittel mit dem Herstellungsdatum oder der Verbrauchsfrist deutlich zu kennzeichnen sind.
Im Gesamtangebot gewinnt die vom Warenzeichenverband gekennzeichnete Palette der Lebensmittel zunehmend an Bedeutung. Dabei müssen wir stets davon ausgehen, daß die mit ON® gekennzeichneten Lebensmittel in die Gesamternährung richtig einzuordnen sind und darüber hinaus speziellen Diätformen entsprechen müssen.
Grundsätzlich können wir feststellen, daß in den letzten Jahren weitere Fortschritte bei der Sicherung einer guten Qualität der mit ON® gekennzeichneten Lebensmittel erreicht wurden.
So haben 13 Lebensmittel unserer Mitgliedsbetriebe das Gütezeichen „Q" verliehen bekommen, 7 Mitgliedsbetriebe tragen seit mehreren Jahren den Staatstitel „Betrieb der ausgezeichneten Qualitätsarbeit". 128 Lebensmittel führen das Warenzeichen ON®, davon 56 Diabetiker-Lebensmittel, 36 Kindernahrungsmittel und 36 kalorienreduzierte Produkte.
Fortschritte in der Qualitätsarbeit wurden insbesondere bei Diabetikerpralinen, bei alkoholfreien Getränken für Diabetiker und Speiseeis erreicht.
Der Handel mit diätetischen Lebensmitteln über die Diätfachläger und über ein Facheinzelhandelsnetz hat sich im Republikmaßstab bewährt. Gegenwärtig wird an einer Prinziplösung zur weiteren Optimierung der Bestell- und Lieferorganisation zur Versorgung mit diätetischen Lebensmitteln gearbeitet. Ziel ist es, den Vertrieb weiter zu rationalisieren, die Warenwege zu verkürzen, den Warenumschlag zu beschleunigen und der Bevölkerung Ware in bester Qualität anzubieten.

Die Leitung und Planung der Qualitätssicherung in unseren warenproduzierenden Mitgliedsbetrieben hat sich ständig verbessert. So wurde im VEB Diäta-Werk Halle ein voll funktionsfähiges Qualitätssicherungssystem, beginnend bei der Festlegung von Qualitätsparametern für die Zulieferindustrie über die Produktion bis zum Versand, entwickelt.
Im VEB Kindernahrung Ellefeld wurde ein langfristiges Programm zur Sicherung und Steigerung der Qualität erarbeitet, das auf einer betrieblichen Qualitätskonferenz beraten wurde. Schwerpunkt bildet auch hier ein gut durchdachtes System der Qualitätssicherung vom Abschluß der Verträge mit der Zulieferindustrie bis zur Auslieferung an den Handel.
Die guten Erfahrungen und Beispiele sollten umgehend in allen unseren Mitgliedsbetrieben, insbesondere auch in den Betrieben der örtlich geleiteten Industrie und in unseren Handelsbetrieben angewendet werden. Das bringt der Volkswirtschaft und jedem Käufer hohen Nutzen.
So wie die Verantwortung der Arbeiter in den Produktionsbetrieben für die Qualität ihrer Erzeugnisse nicht am Werktor enden kann, so darf sie auch nicht am Tor des Großhandelslagers zum Einzelhandel und dort ohne Rücksicht auf den Endverbraucher enden.
Qualitätsproduktion und Qualitätserhaltung, vom Produktionsbetrieb bis auf den Ladentisch, ist unsere gemeinsame Sache.

Zu Punkt 2

Der gegenwärtig bestehende Widerspruch zwischen der Möglichkeit, sich gesund zu ernähren und dem tatsächlichen Mehrverbrauch an Lebensmitteln, muß durch die Weiterentwicklung eines Sortimentes kalorienreduzierter Lebensmittel zielgerichtet beeinflußt, d. h. in seiner Wirkung weiter eingeengt werden.
In den letzten Jahren wurde durch die aktive Mitarbeit des Warenzeichenverbandes eine Palette kalorienreduzierter Erzeugnisse, z. B. Salatcreme, Obststerilkonserven, Limonadensirup, Wurstkonserven, Fischkonserven, Feinkosterzeugnisse sowie Brot entwickelt und angeboten. Darüber hinaus ist es gelungen, Rezepturen der Lebensmittel vom Standpunkt der effektiven Nutzung einheimischer Rohstoffe sowie der Senkung des Kaloriengehaltes zu optimieren. Dadurch werden wertvolle Rohstoffe eingespart. Als Beispiel kann genannt werden: die Senkung des Zukkergehaltes in alkoholfreien Getränken, Obststerilkonserven und Limonadensirup. Erfreulich sind auch die Bemühungen zur Reduzierung des Kaloriengehaltes in tischfertigen Sterilkonserven. Durch Rezepturoptimierung kann der Fett- und damit der Kaloriengehalt um 10% gesenkt werden.
Neben der Entwicklung kalorienreduzierter Lebensmittel gewinnt die Rezepturoptimierung zunehmend an Bedeutung. Bei der gezielten Optimierung zur Reduzierung des Kaloriengehaltes muß beachtet werden, daß Veränderungen in der inneren Struktur auftreten können. Fett und Zucker sind nicht nur Kalorienträger, sondern sie haben auch Bedeutung für die Textur, Sensorik und Haltbarkeit der Erzeugnisse. Besonders aus letztgenannten Faktoren heraus kommt den Fragen der Hygiene und Sauberkeit in den Betrieben eine erhöhte Bedeutung zu. Die teilweise Erhöhung des Wassergehaltes in Lebensmitteln bringt mikrobiologische Probleme mit sich.
Die weitere Entwicklung kalorienreduzierter Lebensmittel hängt wesentlich vom Einsatz geeigneter Fett- und Zuckeraustauschstoffe, Emulgatoren, Aromastoffe, Konservierungsmittel u. ä. Hilfsstoffe ab.
Durch umfassende Nutzung des wissenschaftlich-technischen Fortschritts müssen weitere Reserven zur Realisierung der gestellten anspruchsvollen Aufgaben erschlossen werden. Der Gesamtprozeß bedarf einer noch besseren Leitung und volkswirtschaftlichen Koordinierung, woran unser Warenzeichenverband aktiv mitarbeitet.

Zu Punkt 3

Neben einem auf die gesunde Ernährung gerichteten Warenangebot, das bei der Herausbildung eines bewußten Verbrauchsverhaltens eine dominierende Rolle spielt, ist es notwendig, eine ständige Wissensvermittlung auf dem Gebiet der Ernährung zu sichern.
Der Wirkungsgrad dieser Maßnahmen kann wesentlich erhöht werden, wenn die Aufklärung der Bevölkerung nach einer einheitlichen, wissenschaftlich fundierten Grundlinie erfolgt. Das Vertrauen der Bevölkerung zur gesunden Ernährung darf nicht durch kampagnemäßige Aktionen sowie unwissenschaftliche Argumente und Fehlinterpretationen mißbraucht werden.
Die Gesundheitspropaganda gehört untrennbar zur Entwicklung sozialistischer Persönlichkeiten und ist Bestandteil der sozialistischen Moral und Ethik. „Gesundheit ist ein Zustand des vollkommenen körperlichen, geistigen und sozialen Wohlbefindens und nicht nur das Freisein von Krankheit oder Gebrechen", so definiert die Weltgesundheitsorganisation den Begriff Gesundheit.
Folgende Maßnahmen halten wir unter Beachtung der derzeitigen volkswirtschaftlichen Möglichkeiten schrittweise für realisierbar:

- Die Herausbildung sozialistischer Persönlichkeiten erfordert u. a. ein ernährungswissenschaftlich fundiertes Grundwissen, das, beginnend in den Polytechnischen Oberschulen, den Hoch- und Fachschulen und sonstigen Bildungseinrichtungen, verstärkt vermittelt werden muß.
- Eine spürbare Veränderung der Grundhaltung der Verbraucher kann erreicht werden, wenn eine kontinuierliche, mit dem Warenangebot übereinstimmende Ernährungspropaganda unter Einschaltung aller Massenmedien erfolgt. Ständige Ernährungssendereihen und populärwissenschaftliche Sendungen im Fernsehen und Rundfunk sind wirksame Maßnahmen der Ernährungspropaganda; die durch die Herausgabe von Aufklärungsmaterial mit ernährungspropagandistischem und werbepsychologischem Wert unterstützt werden sollten.
- Die begonnene Kennzeichnung der Lebensmittel mit den wichtigsten Inhaltsstoffen ist auf der Grundlage eines mit allen Wirtschaftsbereichen abgestimmten Stufenprogramms weiter durchzusetzen. Die Einarbeitung ernährungswissenschaftlich begründeter Vorgaben in Lebensmittelstandards sollte weiterhin schrittweise realisiert werden.
- Die Verkaufstätigkeit des Groß- und Einzelhandels kann durch eine aussagefähige, gesundheitspropagandistische Warenpräsentation in den Einkaufs- und Informationszentren des Großhandels sowie in den Verkaufseinrichtungen des Einzelhandels gefördert werden. Die Wochen der gesunden Ernährung stellen dabei einen wichtigen Höhepunkt dar. Die Wochen der gesunden Ernährung haben sich in allen Bezirken gut bewährt. Unter Anleitung und Kontrolle der Räte der Bezirke und Mitarbeit aller örtlichen Kooperationspartner werden diese Wochen genutzt, um auf Methoden und Wege einer zielgerichteten Ernährungspropaganda hinzuweisen und Erfahrungen auszutauschen. Die Wochen der gesunden Ernährung sind zukünftig als Auftakt für eine ganzjährige planmäßige Öffentlichkeitsarbeit auf dem Gebiet der gesunden Ernährung zu nutzen.

F. Baum

M. Möhr

Tendenzen des Lebensmittelverbrauchs und Einflüsse auf die Energie- und Nährstoffaufnahme

Lebensmittelverbrauch

Lebensmittelerzeugung und Lebensmittelverbrauch sind in hohem Maße von natürlichen, ökonomischen und sozialen Bedingungen abhängig. Internationale Vergleiche zeigen, daß in verschiedenen Regionen der Erde mit unterschiedlichem Klima, verschiedenartiger Vegetation sowie unterschiedlichen gesellschaftlichen Verhältnissen stark voneinander abweichende Verbrauchsstrukturen bestehen. So betrug z. B. der Prokopfverbrauch an Getreideerzeugnissen 1970 in Kanada 66 kg, in Kenia 135 kg pro Jahr (Tabelle 1). Der Gemüsekonsum erreichte in Brasilien nur 15 kg pro Person und Jahr, in Frankreich dagegen 131 kg. Fleisch und Wurst wurden auf den Philippinen mit 16 kg, in Frankreich und Kanada dagegen mit 93 bzw. 94 kg in rund der 6fachen Menge konsumiert.
Während bei einigen Lebensmittelpositionen — wie z. B. Getreideerzeugnissen und Zucker — der Prokopfverbrauch in den verschiedenen Regionen relativ wenig differiert, gibt es bei anderen Produkten — z. B. Eiern, Milch und Milcherzeugnissen, Fetten und Ölen, Gemüse und Obst, Fisch, Fleisch und Wurst — recht erhebliche Verbrauchsunterschiede. Eine detailliertere Gegenüberstellung würde letztlich zeigen, daß viele Lebensmittel für die menschliche Ernährung eingesetzt werden, die mit ihren Unterschieden in Art, Menge und Nährstoffgehalt die Qualität der Kost nachhaltig bestimmen.
Historische Vergleiche des Lebensmittelverbrauchs in unserer Region machen deutlich, daß im Laufe der Jahre erhebliche strukturelle Wandlungen eingetreten sind (Abbildung 1). Innerhalb von 50 Jahren (1960 gegenüber 1910) hat der durchschnittliche Verbrauch an Kartoffeln, Brot und Mehlerzeugnissen um jeweils etwa 25 % abgenommen, der an Milch um 15 %. Demgegenüber ist der Verzehr von Fleisch und Wurst um 20 %, von Gemüse um 50 %, von Eiern um 65 %, von Fett um 135 % und von Zucker um 150 % gestiegen.
In der DDR hat der Prokopfverbrauch an Lebensmitteln in den zurückliegenden 20 Jahren (von 1955 bis 1975) typische Veränderungen erfahren (Abbildung 2). Nur bei zwei Lebensmittel-

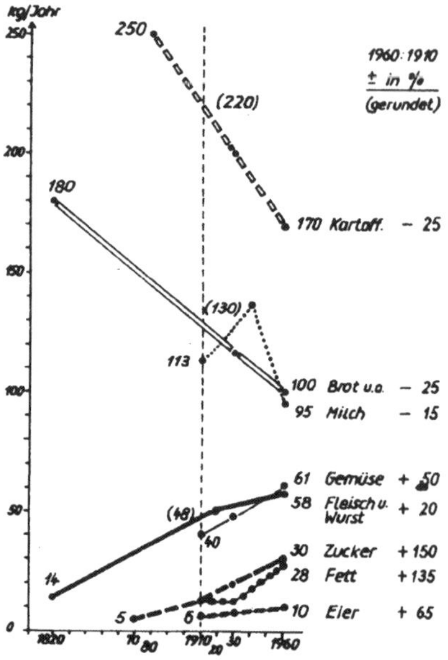

Abb. 1. Prokopfverbrauch — Historischer Vergleich (kg/Jahr)

gruppen gibt es rückläufige Verbrauchstendenzen von 20—25 %, nämlich bei Speisekartoffeln sowie bei Mehl und Nährmitteln. Bei allen übrigen hoch-

Tabelle 1
Prokopfverbrauch 1970 in kg/Person und Jahr — Internationaler Vergleich
(aus: Production Yearbook 1971, Vol. 25, FAO, Rome)

Land	Getreide	Kartoffeln	Zucker und Süßwaren	Hülsenfrüchte und Nüsse	Gemüse	Obst	Fleisch und Wurst	Eier	Fisch	Milch und Milchprodukte	Fette und Öle
Frankreich	80	98	34	5	131	87	93	13	8	230	27
Portugal	120	113	23	16	142	95	35	4	23	67	19
DDR	97	154	34	2*	85	56**	66	12	8	213	28
Kanada	66	78	50	4	78	84	94	15	—	226	19
Honduras	124	49	28	15	19	42	15	6	1	76	6
Brasilien	99	196	47	30	15	55	31	4	3	71	7
Kenia	135	98	14	23	22	4	21	1	1	64	1
Nigeria	103	307	—	13	31	10	10	1	5	6	9
AR Ägypten	206	10	16	9	105	73	11	1	1	49***	7****
Japan	128	59	27	16	132	52	18	16	32	50	9
Indien	140	18	18	19	—	18	—	0,4	1	42***	4****
Philippinen	132	32	18	7	29	48	16	4	20	20	3
Neuseeland	77	67	—	4	85	77	—	18	7	241	15

* = ohne Nüsse; ** = einschl. Nüsse; *** = einschl. Milch für Butter; **** = ohne Butter

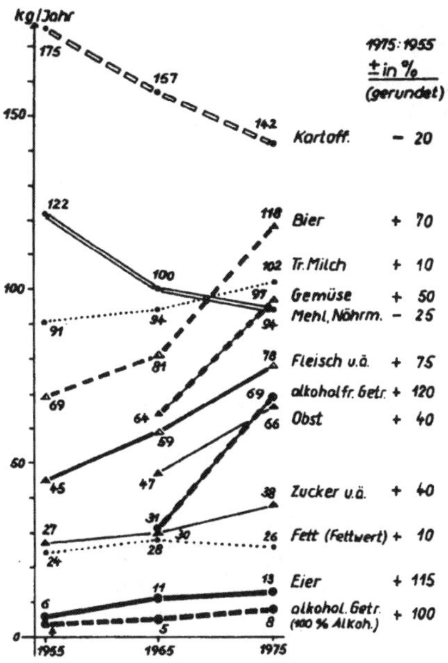

Abb. 2. Prokopfverbrauch — DDR (kg/Jahr)

aggregierten Lebensmittelpositionen sind steigende Verbrauchswerte ausgewiesen. Sie liegen bei alkoholfreien Getränken, Eiern und Alkohol mit einer Steigerungsrate von 100—120% am höchsten, sind aber auch bei Fleisch und Wurstwaren, Bier, Gemüse, Obst und Zucker mit 40—75% sehr beachtlich. Trotz des eminent angestiegenen Konsums an Handelsgetränken der verschiedenen Sortimente hat der Trinkmilchverzehr zugenommen — wenn auch nur um 10%. Daran dürfte die Ausgabe von Trinkmilch an den Schulen Anteil haben. Während 1971 nur 25% der Schüler Milch tranken, waren es 1975 bereits 57%, und 1976 haben sogar 67% aller Schüler täglich 1/4 Liter Milch an den Schulen getrunken. Der Konsum an Nahrungsfetten ist günstigerweise nicht der allgemein ansteigenden Entwicklungslinie gefolgt. Gegenüber 1955 besteht zwar ein Verbrauchsanstieg von 10%; gegenüber 1965 ist jedoch im Reinfettwert eine fallende Tendenz zu verzeichnen, an der der zunehmende Verbrauch fett- und kalorienreduzierter Streichfette seinen Anteil hat.

Berücksichtigt man sozialökonomische Verhältnisse in der Familienernährung, so hat neben Haushaltsgröße, Höhe der Geldausgaben für die Ernährung, sozialer Zugehörigkeit, Bildungsgrad und territorialer Lage — sprich Stadt/Land — die Höhe des Einkommens einen nachhaltigen Einfluß auf den Lebensmittelverbrauch. Mit dem Einkommen pro Person geht im allgemeinen auch der Konsum vieler Nahrungs- und Genußmittel parallel, und zwar sowohl in Arbeiter- und Angestelltenhaushalten als auch in LPG-Haushalten und bei Rentnern. Am Beispiel der LPG-Haus-

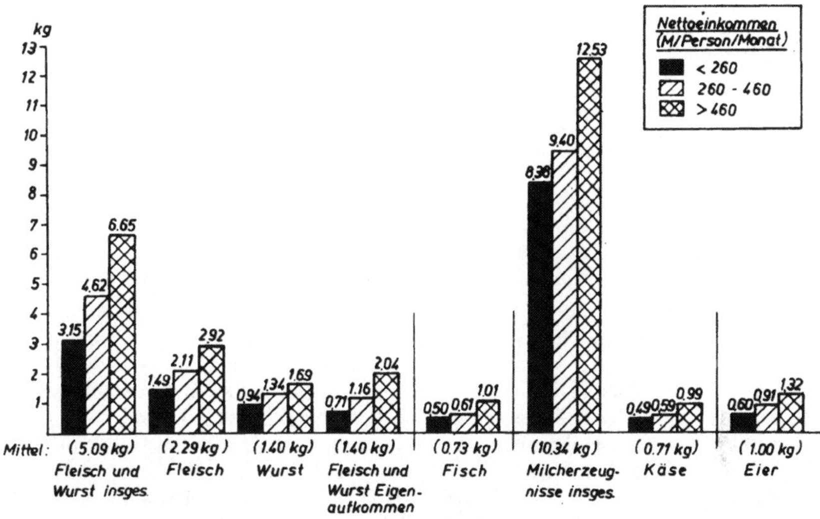

Abb. 3. Verbrauch an Fleisch, Fisch, Milcherzeugnissen und Eiern in Abhängigkeit vom Nettoeinkommen (LPG-Haushalte)

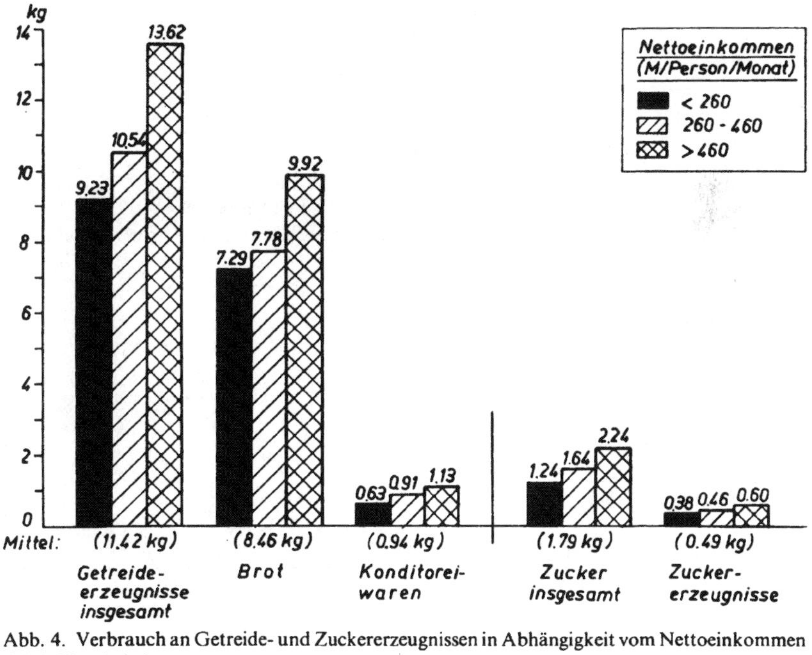

Abb. 4. Verbrauch an Getreide- und Zuckererzeugnissen in Abhängigkeit vom Nettoeinkommen (LPG-Haushalte)

Tabelle 2
Durchschnittliche Verzehrmengen pro Tag in g für männliche und weibliche Industriearbeiter

Lebensmittelgruppe	Verzehrmenge/Tag in g		%-Anteil zum kcal-Verzehr insges.	
	♂	♀	♂	♀
Milch	217	169	3,6	3,8
Fleisch u. Wurst	203	145	18,8	17,4
Vollkornbrot	23	19	1,6	1,8
Mischbrot	221	124	15,7	12,1
Weißbrot, Brötchen	80	70	5,8	6,9
Kuchen	69	74	6,6	9,3
Gemüse	150	146	1,0	1,3
Obst, Südfrüchte	91	126	1,3	2,5
Bier	429	57	5,7	1,1
sichtbares Fett (Warengewicht)	99	75	21,1	21,7
sichtbares Fett (Reinfett)	79	60	20,8	21,5
unsichtbares Fett (Reinfett)	88	66	23,2	23,6

	%-Anteil zum Gesamtfettverzehr	
	♂	♀
sichtbares Fett	47,3	47,6
unsichtbares Fett	52,7	52,4

Tabelle 3
Nahrungsenergie- und Nährstoffaufnahme der DDR-Bevölkerung je Person und Tag (Prokopfverbrauch)

		1955	1965	1975	1975 Richtsatz	% Erfüllung
0	0	1	2	3	4	5
Energie	kcal	2600	2800	2900	2350	125
Eiweiß	g	75	71	77	75	105
Fett	g	95	115	124	85	150
Kohlenhydrat	g	330	345	350	315	110
Kalzium	mg	490	630	665	815	80
Phosphor	mg	1290	1340	1380	1150	120
Eisen	mg	13,4	13,0	13,4	11,5	115
Vitamin A	µg	694	853	1094	700	155
Vitamin B_1	mg	1,43	1,41	1,59	1,20	130
Vitamin B_2	mg	1,29	1,36	1,64	1,40	120
Vitamin C	mg	50	52	68	45	150

halte wird für 1973 aufgezeigt, daß der Verbrauch an Fleisch und Wurst, Fisch, Käse, Eiern (Abbildung 3) sowie an Konditoreiwaren, Zucker und Zuckererzeugnissen (Abbildung 4) in Haushalten mit einem Nettoeinkommen von >460 M pro Person und Monat annähernd doppelt so groß ist wie bei einem Nettoeinkommen von <260 M

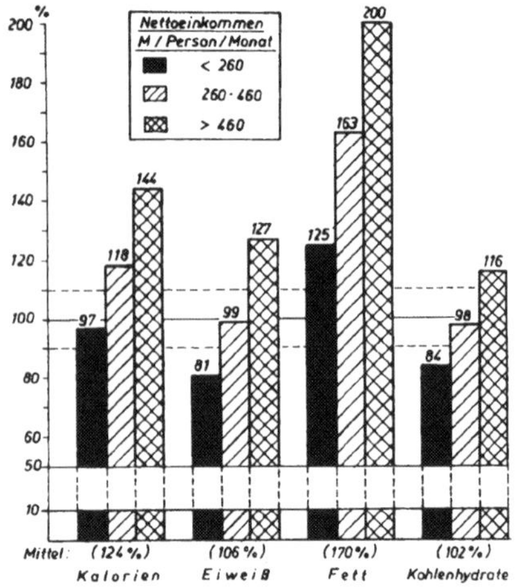

Abb. 5. Prozentuale Erfüllung der Kalorien- und Grundnährstoffrichtsätze in Abhängigkeit vom Nettoeinkommen (LPG-Haushalte)

pro Person und Monat. Dabei ist die Familienzusammensetzung mitbestimmend, da in Familien mit jüngeren Kindern naturgemäß ein geringerer Prokopfverbrauch resultiert.
Individuelle Verzehrsunterschiede zwischen Männern und Frauen (Tabelle 2) äußern sich z. B. darin, daß männliche Industriearbeiter mehr Fleisch und Wurst, mehr Mischbrot, etwas mehr Milch und Nahrungsfett, nahezu gleichviel Vollkornbrot, Weißbrot und Kuchen sowie deutlich weniger Obst verzehren, aber das 7fache an Bier trinken als die Industriearbeiterinnen. Mehrere der aufgezeigten Unterschiede sind Ausdruck des physiologisch niedrigeren Bedarfs der Frauen. Geht man vom prozentualen Anteil der Lebensmittelpositionen an der Gesamtenergiezufuhr aus, bleiben Verzehrsunterschiede zwischen Männern und Frauen nur bei Mischbrot, Kuchen, Obst und Bier bestehen. Aus diesen Analysen geht auch hervor, daß die sichtbaren Fette — wie Butter, Margarine, Schmalz und Öl — nur knapp zur Hälfte an der Gesamtfettzufuhr beteiligt sind, während der übrige Teil aus verdeckten Fetten, z. B. in Fleisch und Wurst, Eiern, Käse, Backwaren usw., stammt.
Mit dem Alter reduziert sich der Lebensmittelverbrauch der Erwachsenen im allgemeinen nur geringfügig. Vielfach werden Verbrauchsgewohnheiten aus jüngeren Erwachsenenjahren beibehalten, während der physiologische Energiebedarf gegenüber den 18—35jährigen bei den 35—50jährigen um 6%, bei den 50—65jährigen um 14% und bei den über 65jährigen im Durchschnitt sogar um 25% erniedrigt ist. Epidemiologische Ernährungsanalysen stellen mit dem Alter eine zunehmende Überernährung und eine signifikant höhere Adipositashäufigkeit fest [1].

Energie- und Nährstoffzufuhr

Von dem Verbrauch an Lebensmitteln nach Art und Menge hängt die Energie- und Nährstoffzufuhr entscheidend ab. Auf der Grundlage des Prokopfverbrauchs der Jahre 1955, 1965 und 1975 in der DDR wird deutlich (Tabelle 3), daß die durchschnittliche Energie- und Nährstoffaufnahme zugenommen hat. Der energetische Mehrverbrauch von täglich 300 kcal pro Person im Jahre 1975 macht rund 12% der Energieaufnahme von 1955 aus; bei den Fetten sind es pro Person und Tag im Mittel sogar 30 g mehr — was einer Erhöhung des Fettverzehrs um rund 30% entspricht. Die Kalziumzufuhr ist 1975 um 36% größer als 1955, die an Vitamin B_1 um 11%, an Vitamin B_2 um 27%, an Vitamin C um 38% und an Vitamin A sogar um 53%. Generell ist diese Entwicklung in der Mineralstoff- und Vitaminversorgung günstig. Relativ gleich geblieben sind der Eiweißanteil der Kost und die Eisenzufuhr.
Vergleicht man die durchschnittliche Energie- und Nährstoffaufnahme des Jahres 1975 mit den neuen Ernährungsrichtsätzen [2], fallen einerseits die kalorische Überernährung und die stark überhöhte Fettzufuhr als besonders

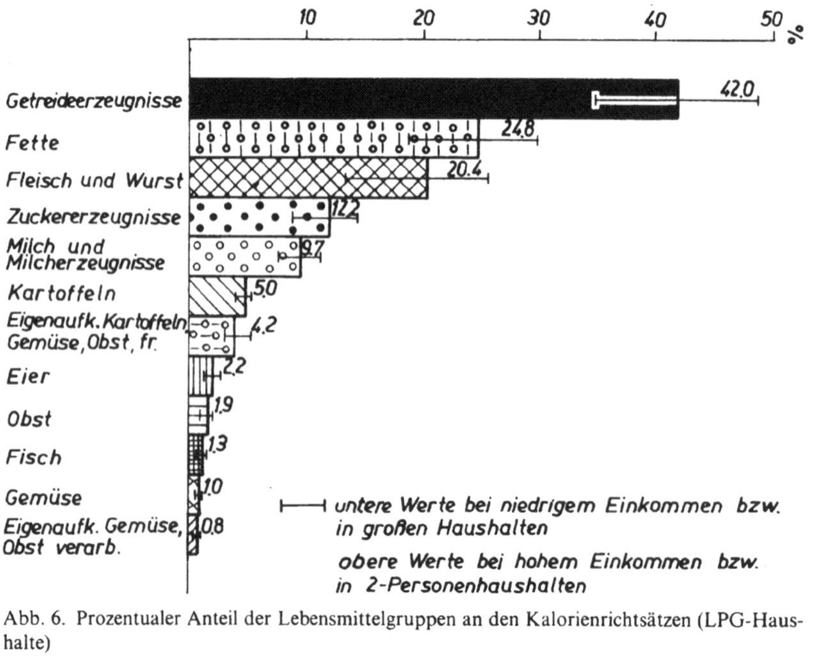

Abb. 6. Prozentualer Anteil der Lebensmittelgruppen an den Kalorienrichtsätzen (LPG-Haushalte)

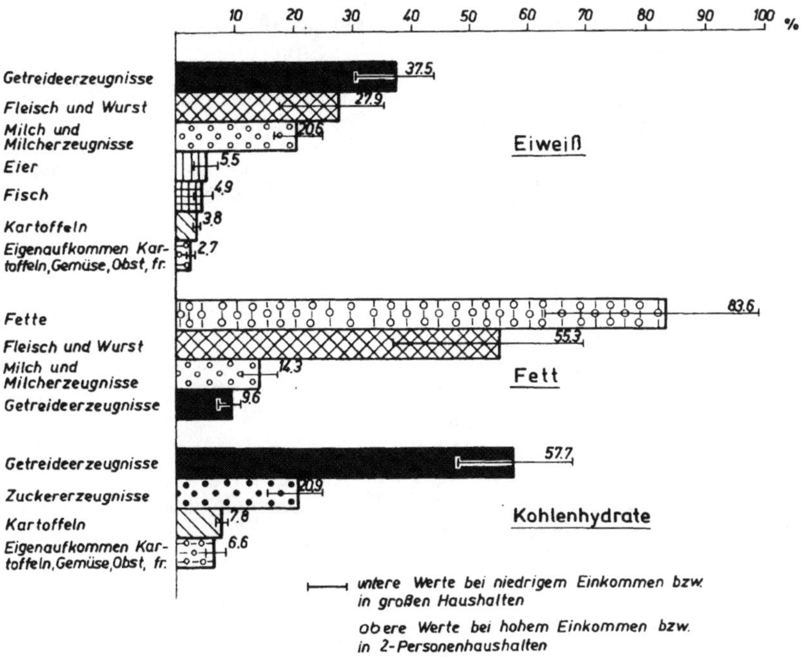

Abb. 7. Prozentualer Anteil der Lebensmittelgruppen an den Grundnährstoffrichtsätzen (LPG-Haushalte)

negativ ins Auge. Andererseits ist im Mittel eine gute bis sehr gute Mineralstoff- und Vitaminversorgung vorhanden. Das Defizit von 20 % in der Kalziumaufnahme ist keineswegs kritisch, da das physiologische Minimum von 400—500 mg Kalzium pro Tag nicht unterschritten wird.
In Abhängigkeit vom Einkommen zeigen sich weitere Differenzierungen in der Ernährungsbilanz. Am Beispiel der LPG-Haushalte soll die mit dem Einkommen steigende Energie- und Grundnährstoffimbalance dokumentiert werden (Abbildung 5). Sie trifft in ähnlicher Weise auch für andere Haushalte, z. B. für Arbeiter, Angestellte und Rentner, zu. Höheres Einkommen und mehr Geldausgaben für die Ernährung sind demzufolge keine Voraussetzung für eine bessere Ernährungssituation. Vielmehr kann bei zweckmäßiger Lebensmittelauswahl mit weitaus geringerem Geldaufwand eine hochwertige Ernährung gesichert werden.
Für Verbraucher, Handel und Lebensmittelproduktion sind Informationen über den Anteil einzelner Lebensmittel oder Lebensmittelgruppen an der Energie- und Nährstoffbilanz von großem Wert. Sie weisen auf solche Lebensmittel hin, bei denen Verbrauchsveränderungen eine Verbesserung der Ernährungsbilanz am effektivsten ermöglichen. Am Beispiel der LPG-Haushalte kann gezeigt werden (Abbildung 6) — ähnliches gilt für andere soziologische Gruppen —, daß gut 40 % der aufgenommenen Energie aus Getreideerzeugnissen stammen, während Fleisch und Wurst, Fette und Zuckererzeugnisse zu rund 60 % den Energiebedarf decken.
Der allgemeine Ausspruch: „Wir leben zu fett und zu süß“, hat seine Berechtigung. Er wird erhärtet, wenn man sieht (Abbildung 7), daß die sichtbaren Nahrungsfette schon zu 84 % zum Fettbedarf beitragen und weitere 55 % allein aus Fleisch und Wurst stammen. Damit ist die Fettbilanz bereits mit 40 % überschritten. Zucker hat als reiner Kalorienträger zu 12 % Anteil an der Energieaufnahme und zu 21 % an der empfohlenen Kohlenhydratzufuhr. Einschränkungen im Verbrauch und Veränderungen in der Zusammensetzung der fettreichen Lebensmittel sowie Reduzierungen im Zuckergehalt können daher die Ernährungsbilanz wirksam verbessern.

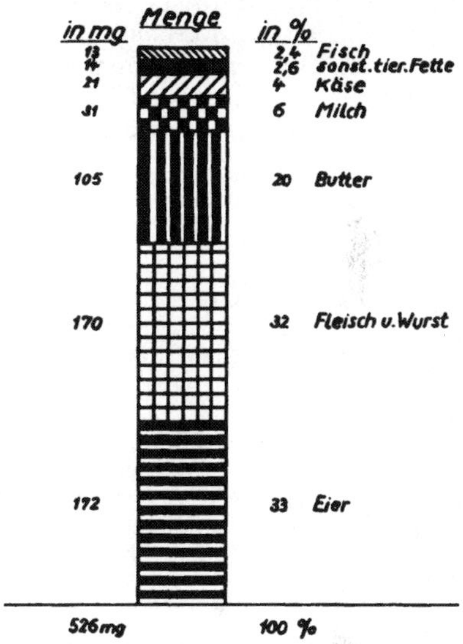

Abb. 9. Durchschnittliche Cholesterinaufnahme pro Person und Tag und prozentuale Herkunft — DDR 1975

Von der Menge und Struktur der Nahrung hängt auch die Cholesterinaufnahme ab (Abbildung 8). Während die durchschnittliche Menge des Nahrungscholesterins in den Jahren von 1910 bis 1955 bei 300—400 mg lag, wird danach eine stetige Zunahme der Cholesterinzufuhr mit der Nahrung in der DDR registriert. Sie erreichte 1975 eine Durchschnittshöhe von 526 mg pro Person und Tag. Individuelle Untersuchungen zur Ernährung der Erwachsenen in der DDR und der VR Bulgarien belegen, daß entsprechend der unter-

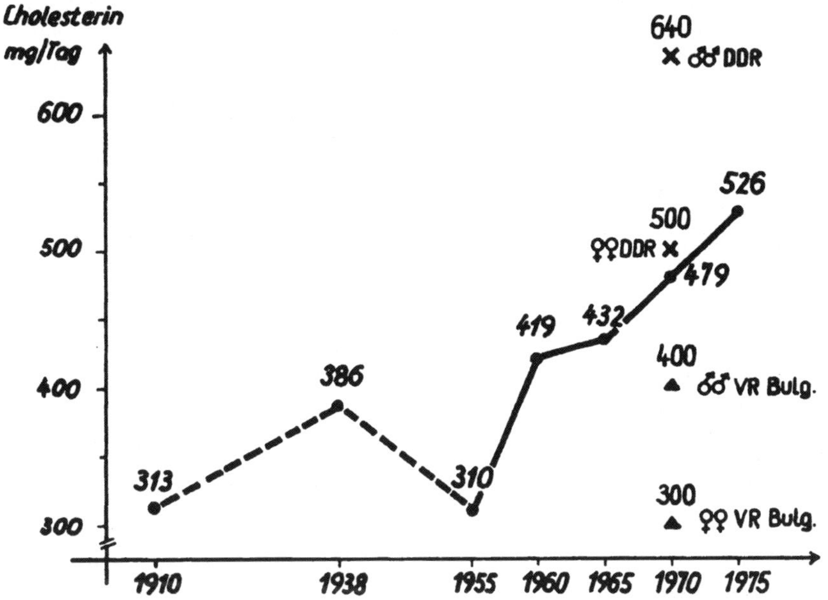

Abb. 8. Cholesterinaufnahme in mg pro Person und Tag (Prokopfverbrauchs-Werte)

schiedlichen Lebensmittelverbrauchsstruktur die Nahrungscholesterinaufnahme in der DDR bei Männern und Frauen um rund 60% höher lag als in der VR Bulgarien. Wenn auch der Zusammenhang von Nahrungscholesterin und Cholesterinblutspiegel noch nicht völlig geklärt ist, wird bei verschiedenen Risikogruppen von einer zu hohen Cholesterinbelastung abgeraten. Rund 85% des gesamten Nahrungscholesterins stammen bei uns allein aus Eiern, Fleisch und Wurst sowie Butter (Abbildung 9). Effektive Senkungen der Cholesterinaufnahme sind daher nur durch Verzehrsreduzierungen bei diesen drei Lebensmittelpositionen zu erreichen.

Bezüglich des Fettverzehrs und seiner gesundheitlichen Auswirkungen spielt das Verhältnis der aufgenommenen mehrfach ungesättigten Fettsäuren zu den gesättigten Fettsäuren eine große Rolle.

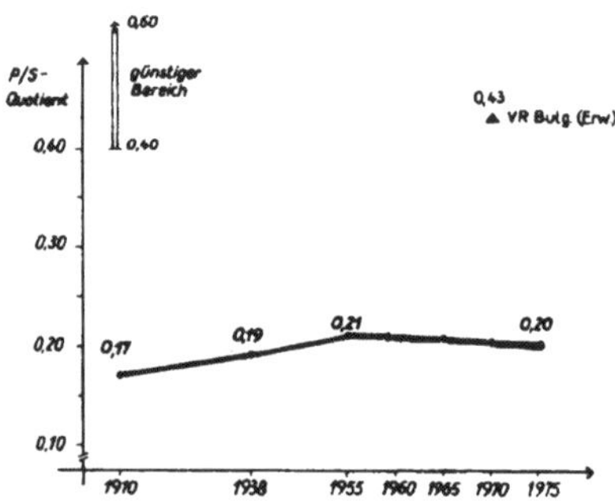

Abb. 10. Gehalt unserer Kost an ungesättigten und gesättigten Fettsäuren: P/S-Quotient (Prokopfverbrauchs-Werte)

Nach den für die DDR-Bevölkerung neu erarbeiteten Ernährungsempfehlungen [3] sollte dieser Quotient bei 0,4 bis 0,6 liegen. Tatsächlich ist in unserer insgesamt zu fettreichen Kost eine zu niedrige Menge an mehrfach ungesättigten Fettsäuren vorhanden, so daß die gesättigten Fettsäuren überwiegen und ein Quotient von nur 0,2 resultiert (Abbildung 10). Dieser Wert ist seit 1955, unabhängig von der Gesamthöhe des Fettverzehrs, nahezu gleich geblieben.

Bessere Werte — wie sie in der bulgarischen Kost gegeben sind — lassen sich bei uns nur durch eine Erhöhung des Anteiles an Nahrungsfetten mit einem reichlichen Gehalt an mehrfach ungesättigten Fettsäuren und einer gleichzeitigen Reduzierung des Verzehrs von Lebensmitteln mit einem relativ hohen Gehalt an gesättigten Fettsäuren erreichen. Um in diesem Sinne effektiv zu werden, sind einerseits die typischen Verzehrsgewohnheiten zu verändern, andererseits müßten mehr Lebensmittel bereitgestellt werden, bei denen die Fettzusammensetzung günstig modifiziert ist. Erst im Zusammenwirken beider Maßnahmen ist eine spürbare Verbesserung des P/S-Quotienten zu erwarten.

Mit den hier vorgelegten wenigen Beispielen sollte einerseits deutlich gemacht werden, daß Lebensmittelverbrauch sowie Energie- und Nährstoffaufnahme unter gesellschaftshistorischem, sozialökonomischem und biologischem Einfluß typische Entwicklungstendenzen mit einigen „kritischen" Kenngrößen zeigen. Andererseits ist abzuleiten, daß Verbesserungen in der Ernährungssituation über Veränderungen der Verzehrsgewohnheiten, der Lebensmittelauswahl und des Angebotes an modifizierten, ernährungsphysiologisch hochwertigen Lebensmitteln notwendig sind.

Literaturhinweise

[1] Möhr, M.: Adipositas in Abhängigkeit von biologischen und sozialen Faktoren. Dtsch. Gesundheitswes. **32** (1977) 374

[2] Autorenkollektiv: Empfehlungen für die tägliche Energie- und Nährstoffaufnahme in der Ernährungspraxis der Bevölkerung der Deutschen Demokratischen Republik — Mit Hinweisen für die Gemeinschaftsverpflegung. Ernährungsforschung **22** (1977) 37

[3] Autorenkollektiv: Durchschnittswerte des physiologischen Energie- und Nährstoffbedarfs für die Bevölkerung der Deutschen Demokratischen Republik. Ernährungsforschung **22** (1977) 5

Dr. sc. M. Möhr
Zentralinstitut für Ernährung
der AdW der DDR
Potsdam-Rehbrücke

Buchbesprechungen

Lehrbuch für Köche

Band 4: Speisenlehre und Angebotslehre

G. Freudenberg, J. Herrmann und B. Patzig; 1. Auflage, 408 Seiten, 151 zum Teil farbige Bilder, 168 Übersichten und 26 Arbeitsblätter; VEB Fachbuchverlag Leipzig, 1977; Preis: 15,45 M.

Mit dem vorliegenden Band 4 wird die Reihe der anerkannten Berufsschul-Lehrbücher für Köche (bisher erschienen: Rohstofflehre, Maschinenlehre und Verfahrenslehre) abgeschlossen. Die Abschnitte sind sachlich und übersichtlich gut gegliedert. Durch Symbole sind u. a. Merksätze und Beispiele aus der Praxis schnell auffindbar. Sehr zweckmäßig ist im Teil Speisenlehre die Verbindung zum Fach Ernährungslehre hergestellt worden, da bei den verschiedenen Speisen jeweils ein Abschnitt über ihre Bedeutung für die Ernährung vorangestellt wurde.

Bei Nachauflagen sollte man bei den Angaben über den Energiewert neben kcal auch kJ anführen, um die festgelegte Umstellung auf die neue Maßeinheit zu erleichtern.

Das sehr preiswerte Lehrbuch ist den Berufsschülern, Berufsschullehrern, Lehrausbildern sowie Teilnehmern an der Erwachsenenqualifizierung zu empfehlen. Die Anschaffung lohnt sich aber auch für Köche, die ihr Wissen wieder etwas auffrischen möchten.

F. Baum

Früchte der Erde

Herzlichen Glückwunsch dem Verlag und den Autoren zur Herausgabe dieses Buches!

Im Hauptteil werden die wichtigsten Nahrungspflanzen der Erde eindrucksvoll vorgestellt, wobei neben den mitteleuropäischen Arten auch solche behandelt werden, die in subtropischen und tropischen Gebieten gedeihen und dem Leser häufig nur in verarbeiteter Form bekannt sind. Da liest man über Kulturbedingungen, die historische Entwicklung des Anbaus, über Inhaltsstoffe und Verarbeitungsmöglichkeiten. Durch viele gut gelungene farbige Fotos wird der Text sehr gut ergänzt. Außerdem wird der Leser mit der Entwicklung der Kulturpflanzen bekannt gemacht und erfährt auch etwas über Wandlungen der Ernährungsgewohnheiten im Laufe der Menschheitsgeschichte.

Es fällt schwer, dieses Buch einem besonderen Leserkreis zu empfehlen. Es sollte in keinem Haushalt fehlen und eignet sich auch von der Aufmachung her vorzüglich als Geschenk.

Das Buch ist von einem Autorenkollektiv erarbeitet worden und im Urania-Verlag erschienen. Es kostet 24,60 M und liegt in der 2. Auflage vor. Beeilen Sie sich, wenn Sie im Buchhandel noch ein Exemplar erwischen wollen!

F. Baum

G. Ulbricht

Zur Ernährungssituation der Landbevölkerung in der DDR

Die Ernährungsweise der Landbevölkerung ist jahrhundertelang auf die Reproduktion körperlicher Leistungsfähigkeit ausgerichtet gewesen. 1960 hat in der DDR mit dem vollständigen Übergang zu landwirtschaftlichen Produktionsgenossenschaften eine grundlegende Veränderung der Arbeits- und Lebensbedingungen eingesetzt. Sie war mit einer ständigen Abnahme schwerer körperlicher Arbeit und mit zunehmender geistiger Beanspruchung verbunden. Mit dieser Entwicklung hat die erforderliche Veränderung der Ernährungsweise der in der Landwirtschaft Tätigen nicht Schritt gehalten. Untersuchungen über den Lebensmittel- sowie Energie- und Nährstoffverbrauch, über Ausgaben für Ernährung und den Anteil übergewichtiger Personen zeigen, daß zwischen den Werktätigen der Landwirtschaft und den Arbeitern und Angestellten trotz ständig fortschreitender Annäherung der Arbeits- und Lebensbedingungen noch zu große Unterschiede in der Ernährungsweise existieren.

Prokopfverbrauch an Lebensmitteln

Der Prokopfverbrauch (PKV) an Lebensmitteln wurde nach Hauptgruppen bei den in der Landwirtschaft Tätigen sowie bei Arbeitern und Angestellten geschätzt und in Tabelle 1 zusammengestellt. Dieser Schätzung liegen PKV-Angaben für die Gesamtbevölkerung [1] und Ergebnisse der Haushaltsbudgeterhebungen in LPG- sowie Arbeiter- und Angestelltenhaushalten [2] zugrunde. Unter Berücksichtigung der Bevölkerungsstruktur in der DDR (1973: 81 % Arbeiter und Angestellte und 12 % in der Landwirtschaft Tätige) wurden die PKV-Werte dieser Bevölkerungsgruppen wie folgt ermittelt:

$$\textbf{PKV-LPG (Arbeiter und Angestellte)} = \textbf{VR-LPG (Arbeiter und Angestellte)} \cdot \frac{\textbf{PKV-gesamt}}{\textbf{VR-gesamt}}$$

$$\textbf{VR-gesamt} = \frac{a \cdot \textbf{VR-LPG} + b \cdot \textbf{VR-Arbeiter und Angestellte} + c \cdot \textbf{VR-übrige Bevölkerung}}{a + b + c}$$

Darin bedeuten:

PKV-LPG (Arbeiter und Angestellte) =
Prokopfverbrauch ausgewählter Personengruppen (LPG-Mitglieder; Arbeiter u. Angestellte) — Großhandelsstufe

PKV-gesamt =
Prokopfverbrauch der Gesamtbevölkerung — Großhandelsstufe

VR-LPG (Arbeiter und Angestellte; übrige Bevölkerung) =
Lebensmittelverbrauch je Person und Jahr nach Haushaltsbudgeterhebungen bei ausgewählten Personengruppen (LPG-Mitglieder; Arbeiter u. Angestellte; übrige Bevölkerung) — Verbraucherstufe

a; b; c =
Koeffizienten der Anteile einzelner Personengruppen an der Gesamtbevölkerung

Da für **VR-übrige Bevölkerung** keine vollständigen Angaben vorliegen und da der Anteil dieser Bevölkerungsgruppe in der DDR 1973 lediglich 7 % betrug, wurden zur Berechnung von **VR-gesamt** lediglich die Werktätigen der Landwirtschaft sowie die Arbeiter und Angestellten herangezogen:

$$\textbf{VR-gesamt} = \frac{12 \cdot \textbf{VR-LPG} + 81 \cdot \textbf{VR-Arbeiter und Angestellte}}{93}$$

Diese unvermeidbare Vereinfachung und die Repräsentation aller Werktätigen in der Landwirtschaft allein durch Haushalte von LPG-Mitgliedern beeinflussen die Genauigkeit des Ergebnisses und führen nur zu Schätzwerten über den Prokopfverbrauch bei ausgewählten Bevölkerungsgruppen. Die gebildeten Schätzwerte der Tabelle 1 weichen wegen der veränderten Berechnungsmethodik z. T. auch von früheren Schätzwerten über den Lebensmittelverbrauch der Landbevölkerung [3] geringfügig ab.

Die Ergebnisse zeigen:

1. Im Durchschnitt wird in Haushalten von LPG-Mitgliedern pro Person bei fast allen Positionen 1960 und 1973 mehr verbraucht als in den Haushalten von Arbeitern und Angestellten. Eine Ausnahme bilden Südfrüchte sowie einige Milcherzeugnisse. An der Spitze des Mehrverbrauchs liegen tierische Fette und Getreideerzeugnisse, gefolgt von Kartoffeln und Fleisch (sowohl 1960 als auch 1973). Da in den PKV-Werten alle Abgänge zwischen Großhandel und Verzehr enthalten sind, dürfte der ausgewiesene Mehrverbrauch in Haushalten von LPG-Mitgliedern im Vergleich zu Arbeiter- und Angestelltenhaushalten teilweise auch auf einer größeren Menge verfütterter Getreideerzeugnisse und Kartoffeln beruhen. Untersuchungen liegen darüber nicht vor.
2. Die für die Gesamtbevölkerung nachweisbaren Tendenzen der Verbrauchsentwicklung von 1960 bis 1973 sind im Prinzip sowohl bei den Werktätigen der Landwirtschaft als auch bei Arbeitern und Angestellten feststellbar: Rückgang des Verbrauchs an Getreideerzeugnissen, Kartoffeln und tierischen Fetten; Zunahme des Verbrauchs insbesondere an Gemüse, Zucker und -erzeugnissen, Fleisch und -erzeugnissen sowie Eiern und Eiererzeugnissen. Die über viele Jahre steigende Tendenz des Obstverbrauchs ist aus Tabelle 1 nicht ersichtlich, da der Prokopfverbrauch 1960 in der DDR ausnahmsweise hoch lag.
3. Die absoluten Verbrauchsunterschiede zwischen den Werktätigen in der Landwirtschaft und den Arbeitern und Angestellten sind kleiner geworden (Getreideerzeugnisse, Kartoffeln, Obst und Südfrüchte, Butter, tierische Fette) oder gleich geblieben (z. B. Zucker, Fleisch, Quark) und nur bei Gemüse, Trinkmilch und Margarine etwas angestiegen. Die Verbrauchsrelationen zwischen den Personengruppen (Ta-

Tabelle 1
Geschätzter Prokopfverbrauch bei LPG-Bauern sowie Arbeitern u. Angestellten in der DDR 1960 und 1973 (gerundete Werte)

Lebensmittelgruppe	Verbrauch in kg je Person und Jahr					
	1960 LPG-Bauern	Arb. u. Ang.	Sp. 1:2 %	1973 LPG-Bauern	Arb. u. Ang.	Sp. 4:5 %
0	1	2	3	4	5	6
Getreideerzeugnisse	140	95	145	130	90	145
Kartoffeln	210	170	125	160	140	115
Gemüse	60	60	100	80	95	85
Obst	85	70	120	85	75	115
Südfrüchte	5	7	70			
Zucker und Zuckererzeugnisse	35	30	115	40	35	115
Fleisch und Fleischerzeugnisse	65	55	120	80	70	115
Fisch und Fischerzeugnisse	8	8	100	8	8	100
Trinkvollmilch	95	95	100	120	95	125
Käse und Quark	9	10	90	9	10	90
Eier und Eiererzeugnisse	9	10	90	14	13	110
Butter	15	13	115	15	14	110
Margarine	12	10	120	14	11	125
tierische Fette	13	6	215	7	5	140
pflanzliche Öle und Fette	2	2	100	2	2	100

belle 1, Spalten 3 und 6) haben sich nur geringfügig verschoben (um mehr als 10% Annäherung oder Entfernung lediglich bei Gemüse, Trinkmilch, Eiern und tierischen Fetten).

Tabelle 2
Geschätzter Lebensmittelverbrauch aus Eigenaufkommen* in Haushalten von LPG-Bauern in der DDR 1960 u. 1973

Lebensmittel	Verbrauch aus Eigenaufkommen			
	1960 kg je Pers./Jahr	% vom Ges.-Verbr.	1973 kg je Pers./Jahr	% vom Ges.-Verbr.
0	1	2	3	4
Getreideerzeugnisse	3	2	<1	<1
Kartoffeln	190	90	85	55
Gemüse	25	40	15	20
Obst	40	50	30	35
Zucker und Zuckererzeugnisse	<1	<1	<1	<1
Fleisch und Fleischerzeugnisse	35	55	20	25
Trinkvollmilch	70	75	6	5
Käse und Quark	<1	9	—	—
Eier und Eiererzeugnisse	8	90	10	70
Butter	<1	6	—	—
tierische Fette	8	75	4	50
pflanzliche Öle und Fette	<1	8	—	—

* gerundete Werte

Anteil des Eigenaufkommens am Verbrauch

Ein Teil der verbrauchten Lebensmittel stammt aus der Eigenerzeugung in Klein- bzw. Hausgärten, individuellen Hauswirtschaften oder Kleintierhaltungen. Tabelle 2 zeigt, daß die volle Selbstversorgung der in der Landwirtschaft Tätigen 1960 bei allen Produktgruppen überwunden war. Der selbsterzeugte Verbrauchsanteil lag aber bei Kartoffeln, Eiern, Trinkvollmilch und tierischen Fetten noch über oder um 75%; bei Getreide, Zucker, Käse und Quark, Butter sowie pflanzlichen Ölen und Fetten war er dagegen schon damals unter 10% zurückgegangen. Dieser Trend hat sich bis heute fortgesetzt, obwohl die Bedeutung der Selbstversorgung für die Ernährung nicht unterschätzt werden darf. 1973 kamen bei den Werktätigen der Landwirtschaft noch fast 3/4 der verbrauchten Eier, 1/2 der verbrauchten Kartoffeln und etwa 1/4 des verbrauchten Fleisches sowie Gemüses und Obstes aus dieser Bereitstellungsquelle. Ein Rückgang der Eigenversorgung wird vermutlich auch

Tabelle 3
Täglicher Nahrungsenergie- und Nährstoffverbrauch bei LPG-Bauern sowie Arbeitern und Angestellten in der DDR 1973/74*

Ernährungsphys. Komponente	Verbrauch LPG-Bauern		Verbrauch Arb. u. Angest.	
	absolut je Person und je Tag	% zum Richtsatz	absolut je Person und je Tag	% zum Richtsatz
0	1	2	3	4
Energie, kcal	3100	130	2700	120
Eiweiß, g	80	110	75	105
Fett, g	135	160	125	150
Kohlenhydrate, g	360	115	290	95
Kalzium, mg	760	95	660	85
Phosphor, mg	1500	135	1300	120
Eisen, mg	14	115	12	100
Vit. A, I. E.	4900	125	4800	120
Vit. B_1, mg	1,2	105	1,1	100
Vit. B_2, mg	1,6	115	1,4	100
Vit. C, mg	60	135	60	135

* gerundete Werte

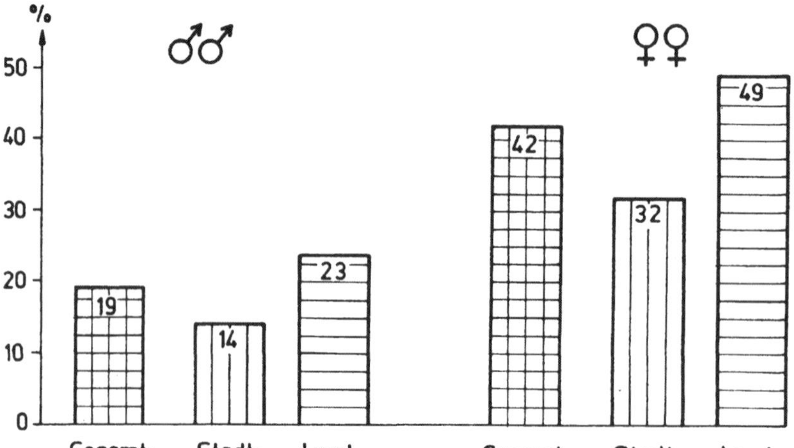

Abb. 1. Anteil adipöser Personen (mit mindestens 20% Überschreitung des Broca-Index) nach Untersuchungen in verschiedenen Kreisen der DDR zwischen 1963 und 1968 (zusammengefaßt von Möhr)

Tabelle 4
Ausgaben für Ernährung in Haushalten von LPG-Bauern sowie Arbeitern und Angestellten in der DDR 1973/74

Ausgaben für:		Haushalte von LPG-Bauern	Arb. u. Ang.
Nahrungsmittel	% zum Bruttoeinkommen	27	24
Genußmittel		9	9
Nahrungs- und Genußmittel		36	33
Gaststättenessen	M/Pers. im Jahr	27,–	53,–
Gemeinschaftsverpfl. (Werkessen, Schul- u. Kinderspeis.)	M/Pers. im Jahr	53,–	107,–

in Zukunft anhalten. Eine wesentliche Ursache dafür dürfte das Streben nach mehr Freizeit auch bei den Werktätigen der Landwirtschaft sein.

Verbrauch wichtiger ernährungsphysiologisch wirksamer Komponenten

Der Verbrauch an Nahrungs-Energie, Grundnährstoffen, Mineralstoffen und Vitaminen ist bei LPG-Mitgliedern höher als bei Arbeitern und Angestellten (vgl. Tabelle 3, Spalten 1 und 3). Das schlägt sich deutlich im Erfüllungsgrad der Ernährungsrichtsätze [4] nieder (vgl. Spalten 2 und 4). Für den Gesundheitszustand nachteilig ist die hohe Übererfüllung bei Fett und Nahrungsenergie. Insbesondere ist mit diesem Überverzehr eine Zunahme der Fettsucht verbunden. Untersuchungen über das Relativgewicht der Stadt- und Landbevölkerung weisen auch einen deutlich höheren Anteil Übergewichtiger auf dem Lande aus (Abbildung 1).

Ausgaben für Ernährung

Die Ernährungsweise der Bevölkerung und die Struktur der Geldausgaben sind eng miteinander verbunden. Die Tendenz der Zunahme der absoluten und des Rückgangs der relativen Ausgaben für Lebensmittel gilt für die DDR insgesamt ebenso wie für einzelne Personengruppen. Ein Vergleich der Ausgaben für die Ernährung bei LPG-Mitgliedern und bei Arbeitern und Angestellten (Tabelle 4) zeigt einen deutlichen Unterschied im Entwicklungsstand. Insbesondere kommt dieser Unterschied auch in den Ausgaben für das Gaststättenwesen und die Gemeinschaftsverpflegung zum Ausdruck, die bei den Werktätigen der Landwirtschaft jeweils nur halb so hoch lagen wie bei den Arbeitern und Angestellten. Der Anteil der Ernährungsausgaben für die gesellschaftliche Speisung insgesamt betrug bei diesen Personengruppen 5 bzw. 10 Prozent.

Schlußfolgerungen

Zur Verwirklichung der Forderungen des IX. Parteitages der SED über eine weitere Annäherung der Arbeits- und Lebensbedingungen des Dorfes an die der Stadt ergeben sich insbesondere folgende Aufgaben:
1. Intensivierung der Forschungen über die Ernährungssituation der Landbevölkerung
2. Veränderung der Lebensmittelverbrauchsstruktur mit dem Ziel eines verringerten Nahrungsenergie- und Fettangebotes
3. Verbesserung des quantitativen und qualitativen Warenangebotes, insbesondere des Angebotes von Erzeugnissen der gesunden Ernährung und mit verringertem Zubereitungsaufwand
4. Förderung der Gemeinschaftsverpflegung und Gaststättenversorgung
5. Intensivierung von Ernährungserziehung und -aufklärung.

Literaturhinweise

[1] Statistisches Jahrbuch der DDR 1973. Staatsverlag der DDR, Berlin 1974
[2] Pose, G.: Auswertung von Erhebungen der Staatl. Zentralverwaltung für Statistik der DDR in Haushalten von LPG-Bauern 1973 und in Haushalten von Arbeitern u. Angestellten 1971, unveröffentlicht
[3] Howitz, H. u. G. Ulbricht: Arbeits- und Lebensbedingungen unter dem Aspekt der gesunden Ernährung. In: Kongreß- u. Tagungsberichte der Martin-Luther-Univ. Halle-Wittenberg, Wiss. Beiträge **12** (1977) 254–272
[4] Autorenkollektiv des Zentralinstituts für Ernährung: Empfehlungen für die tägliche Energie- und Nährstoffaufnahme in der Ernährungspraxis der Bevölkerung der Deutschen Demokratischen Republik – mit Hinweisen für die Gemeinschaftsverpflegung. Ernährungsforschung **22** (1977) 37–48

Dr. G. Ulbricht
Zentralinstitut für Ernährung
der AdW der DDR
Potsdam-Rehbrücke

Begriffe

Limonaden und Brausen mit Frucht- oder Kräutergeschmack

Der Begriff „Limonade" ist vom italienischen Wort für Zitrone (Limone) abgeleitet. Ursprünglich war darunter ein Getränk aus frischgepreßtem Zitronensaft, Zucker und Wasser zu verstehen, das heiß oder kalt getrunken wurde. Später hat man diesen Begriff auf ähnliche Getränke aus anderen Früchten wie Orangen, Himbeeren, Kirschen usw. übertragen. Heute bezeichnet man mit diesem Wort eine sehr große Anzahl industriell hergestellter Getränke, die nicht nur viele Obstsorten, sondern auch verschiedene Pflanzenprodukte und andere Stoffe als Grundlage haben. Die Getränkeindustrie bringt ständig neue Sorten Limonade in den Handel.

Limonaden

mit Frucht- oder Kräutergeschmack sind gesüßte alkoholfreie Erfrischungsgetränke, die aus Trinkwasser, Mineral- oder Tafelbrunnen, Zucker, Kohlendioxid, Genußsäuren (Zitronensäure, Weinsäure, Milchsäure, Apfelsäure, Adipinsäure) und den entsprechenden geschmackgebenden Stoffen hergestellt werden.

Brausen

mit Frucht- oder Kräutergeschmack hingegen sind alkoholfreie Getränke, die in allen Anforderungen außer der Süßung den Limonaden entsprechen; denn bei Brausen wird ein Teil des Zuckergehalts durch Süßstoff ersetzt. Sie weisen deshalb auch einen geringeren Energiegehalt auf als Limonaden. Lebensmittelfarbstoffe werden hauptsächlich bei Brausen zur Andeutung der Geschmacksrichtung zugesetzt (Himbeere, Erdbeere usw.).
Limonade und Brause mit Waldmeistergeschmack werden nicht mehr produziert, weil das den typischen Geschmack bildende Kumarin wahrscheinlich gesundheitsschädlich ist.
Limonaden enthalten 7,0 bis 10,0 kg Zucker/hl (das sind 35 bis 50 g Zucker pro 1/2 l! Die Red.), Brausen enthalten pro hl 3,5 kg Zucker und höchstens 6,5 g Kristallsüßstoff.
(Aus „Alkoholfreie Getränke", VEB Fachbuchverlag Leipzig).

P. Donat

Analyse und Möglichkeiten der Veränderung der Ernährungssituation der Landbevölkerung

Die gesellschaftliche Entwicklung in der DDR hat historisch bedingt auf dem Lande, wie kaum bei einem anderen Teil der Bevölkerung, zu einschneidenden Veränderungen in den Arbeits- und Lebensbedingungen geführt. Dem wird jedoch der Wandel in den oft sehr stark traditionsgebundenen Konsumgewohnheiten und Verhaltensweisen von Verbrauchern aus ländlichen Gebieten nur zum Teil bzw. in unterschiedlichem Umfang gerecht. Spürbare Abweichungen treten vor allem zwischen den modernen Ernährungserfordernissen und dem derzeitigen Stand ihrer Verwirklichung zutage. Markantestes Merkmal dieser Diskrepanz ist die besonders kraß ausgeprägte Überernährung der Landbevölkerung. Dieser Erscheinung liegen mehrere Ursachen zugrunde. Ihre Kenntnis bildet die Voraussetzung für eine gezielte Einflußnahme auf die Herausbildung progressiver Verzehrsgewohnheiten.

Diese Publikation stellt sich deshalb zum Ziel, einige der wichtigsten Ursachen und Wege zu ihrer Überwindung aufzuzeigen, wobei sie sich vor allem auf Untersuchungen des Instituts für Marktforschung in den letzten beiden Jahren stützt.

Tabelle 1
Häufigkeit der Mahlzeiteneinnahme (Verbraucher in %)

	1. Frühstück	2. Frühstück	Mittagessen	Vesper	Abendbrot
Dorf[1]	87	47	93	26	97
Großstadt[2]	86	46	88	21	95
DDR-Durchschnitt	87	49	81	23	96

[1] Gemeinden bis maximal 2000 Einwohner
[2] Städte mit mindestens 100000 Einwohner

Der Verzehrsrhythmus

Charakteristisch für den Landhaushalt ist eine überdurchschnittliche Häufigkeit der Speiseneinnahme.

Aus der Tabelle 1 geht hervor, daß Landbewohner im Prinzip regelmäßiger essen, d. h. aber auch, daß die Zahl der täglich vereinnahmten Mahlzeiten leicht über dem Durchschnitt liegt. Dabei ist zu berücksichtigen, daß sich einerseits für 22—23% der ländlichen Verbraucher nach eigener Aussage die Zahl der Mahlzeiten am Wochenende noch erhöht, und daß andererseits die verzehrte Portionsgröße einen vergleichsweise größeren Umfang aufweist. Das „Zuvielessen" resultiert vorwiegend aus einer Überschätzung der Arbeitsschwere und damit des physiologisch notwendigen Nahrungsbedarfs. Jedes zweite LPG-Mitglied hält seine berufliche Tätigkeit für sehr schwer bzw. für schwer; demgegenüber vertraten im Durchschnitt aller Werktätigen etwa 22% und bei Produktionsarbeitern rund 32% der Befragten eine solche Auffassung. Im Zuge der Industrialisierung der Landwirtschaft hat sich aber der Anteil schwerer körperlicher Arbeit ständig verringert. Diese Tatsache findet jedoch noch nicht oder nur ungenügend in der Verzehrsmenge Beachtung.

Tabelle 2
Nahrungsaufnahme zwischen den Mahlzeiten (Verbraucher in %)

	Tagsüber	Abends
Dorf	18	38
Großstadt	32	46
DDR-Durchschnitt	24	41

Neben den genannten Erscheinungen, die sich auf die typischen Mahlzeiten eines Tages beziehen, ist die zusätzliche Nahrungsaufnahme erwähnenswert. Zwar ist der Personenkreis, der außerhalb der regulären Mahlzeiten Speisen zu sich nimmt, auf dem Land weniger umfangreich als in der Großstadt, dafür weist er aber eine höhere Verzehrsintensität auf. Letzteres kann als eine weitere Ursache der Überernährung gelten (Tabellen 2 und 3).

Die Ernährungsorganisation

Der Anteil individuell organisierter Mahlzeiten liegt in den Landhaushalten über dem Durchschnitt (Tabelle 4). Im Zusammenhang mit der Überernährung spielen dabei folgende Überlegungen eine Rolle:

- Die **möglichen** Effekte einer gesellschaftlich-organisierten Speisenkonsumtion insbesondere im Rahmen der Gemeinschaftsverpflegung, die z. B. in der Anwendung nährstoffschonender Garverfahren oder der Nutzung der Rezepturenkartei und damit ernährungswissenschaftlicher Empfehlungen für die Mahlzeitgestaltung spezifischer Verbrauchergruppen bestehen, bleiben nur auf einen relativ kleinen Teilnehmerkreis beschränkt.
- Bedingt durch die unterdurchschnittlich ausgeprägte Inanspruchnahme der Außer-Haus-Verpflegung werden in 37% aller LPG-Haushalte pro Woche 6,1 warme Hauptmahlzeiten am Abend ver-

Tabelle 3
Prozentualer Anteil an Verbrauchern, die mindestens dreimal wöchentlich zwischen den Mahlzeiten Speisen verzehren

	Tagsüber	Abends
Dorf	46	32
Großstadt	31	26
DDR-Durchschnitt	37	29

Tabelle 4
Teilnahme an der gesellschaftlich organisierten Verpflegung (in %)

	Gemeinschaftsverpflegung (Teilnehmer)	Öffentliche Gaststätten (Teilnehmer mit mindestens einem Gaststättenessen)	
		Montag—Freitag	Sonnabend + Sonntag
LPG-Mitglieder	30	6	8
Arbeiter	44	9	14
Angestellte	46	14	22

Tabelle 5
Monatliche Ausgaben für Lebensmittel pro Person (Angaben in %)

	Arbeiter- und Angestellten-Haushalte	LPG-Haushalte
Getreide-und Kartoffelerzeugnisse	100	114,1
Brot und Backwaren	100	225,0
Zuckerwaren, Kakaoerzeugnisse, Marmelade und Honig	100	112,3
Fette	100	121,0
Molkereierzeugnisse	100	107,9
Fleisch und Wurstwaren	100	84,4
Eier	100	18,3

zehrt. Geht man davon aus, daß damit eine relativ hohe Kalorienzufuhr verbunden ist, und daß ein Teil der abends warm Essenden täglich zwei warme Mahlzeiten zu sich nimmt, ergibt sich ein weiterer Verursachungsfaktor für die festgestellte Überernährung.

- Im Zusammenhang mit den beiden erstgenannten Erscheinungen spielt der Zeitaufwand für die Vor- und Nachbereitung der Speiseneinnahme eine nicht unerhebliche Rolle. In Landhaushalten werden wöchentlich im Durchschnitt rund 16 Stunden für die unmittelbare Ernährungsorganisation aufgebracht. Demgegenüber beträgt der dafür erforderliche Zeitaufwand in Arbeiterhaushalten nur etwa 14 Stunden pro Woche. Der ohnehin infolge der individuellen Viehhaltung und Landwirtschaft verringerte Freizeitfonds eines großen Teils der Landbevölkerung wird durch die überhöhte Stundenzahl für die Verpflegungsorganisation zusätzlich reduziert. Damit verschlechtern sich aber auch die zeitlichen Bedingungen für sportliche Betätigungen.

Tabelle 6
Anteil der Hausschlachtungen bei ausgewählten Tierarten im Jahre 1975 (Haushalte mit Schlachtung in %)

	Schwein	Kaninchen	Geflügel
Dorf	33,8	25,5	35,7
Großstadt	1,1	1,9	0,9
DDR-Durchschnitt	11,6	9,5	11,2

Die arteigene Verzehrsstruktur

Sämtliche zur Verzehrsstruktur durchgeführten Untersuchungen weisen zunächst auf einen für die Landbevölkerung typischen überdurchschnittlichen Verbrauch an fett- und kohlehydratreichen Nahrungsmitteln hin. Das zeigt sich sowohl in der Abkaufstruktur im Lebensmitteleinzelhandel und im Naturalaufkommen als auch in der Zusammensetzung wichtiger Mahlzeiten.

a) Lebensmitteleinkäufe im Einzelhandel

Mit Hilfe der Statistik des Haushaltbudgets lassen sich die Unterschiede der Pro-Kopf-Ausgaben zwischen Personen aus Arbeiter- bzw. Angestellten- und LPG-Haushalten nachweisen. Im Sinne der Ausgangsfeststellung sind dabei vor allem die in Tabelle 5 angeführten Ausgabendifferenzen interessant.

Die vergleichsweise geringen Ausgaben der LPG-Mitglieder für Fleisch und -erzeugnisse sowie Eier sind auf das relativ hohe Eigenaufkommen bei diesen Produkten zurückzuführen.

Tabelle 7
Bedeutung ausgewählter Lebensmittelsortimente bei der Frühstückszusammenstellung (Haushalte mit mehrmaligem wöchentlichen Verzehr in %)

Lebensmittelsortiment	LPG-Haushalte	Arbeiter-Haushalte	Angestellten-Haushalte	Durchschnitt
Fleisch und Wurstwaren	59	47	46	42
Kuchen, Torte u. ä.	50	43	34	37
Marmelade, Konfitüre, Honig	57	52	51	—
Brötchen u. Brot mit Butter ohne zusätzl. Belag	54	65	54	63
Eier	42	36	48	38
Käse, Quark	31	33	41	36

b) Der Naturalverbrauch bei ausgewählten Nahrungsmitteln

Obwohl der Naturalverbrauch eine im allgemeinen sinkende Tendenz aufweist, hat er vorwiegend in ländlichen Gebieten bei einigen Nahrungsmitteln noch immer eine beachtliche Bedeutung (Tabelle 6).

1973 betrug der Anteil des Eigenaufkommens am Gesamtverbrauch der LPG-Haushalte bei

Kartoffeln	55%
Gemüse	20%
Obst	35%
Fleisch und Fleischerzeugnisse	25%
Eier	70%
tierische Fette	50%.

Bemerkenswert ist, daß, bedingt durch das Eigenaufkommen, bei Fetten eine Vertiefung und bei Fleisch eine Umkehrung der in Tabelle 5 festgestellten Verbrauchsdifferenzen zwischen Arbeiter- bzw. Angestellten- und LPG-Haushalten eintritt.

Dabei spielt auch die Tatsache eine Rolle, daß bei Hausschlachtungen

- das Lebendgewicht der Tiere (insbesondere der Fettanteil) die Ablieferungsnorm spürbar überschreitet
- der Verwertungsquotient überdurchschnittlich hoch ist (so weisen z. B. hausgemachte Fleischerzeugnisse häufig einen größeren Fettgehalt auf als die vergleichbaren Produkte der Fleischindustrie).

c) Die Zusammensetzung ausgewählter Mahlzeiten

Die Untersuchung der Bedeutung wichtiger Nahrungsmittel bei der Gestaltung von Hauptmahlzeiten in Landhaushalten bestätigt die vorangestellten Ausführungen. Im einzelnen zeigt sich folgendes Bild (Tabellen 7—9):

Tabelle 8
Wöchentliche Verzehrsstruktur bei warmen Hauptmahlzeiten (Anteil der Hauptkomponente in %)

Hauptkomponente bzw. Gerichteart	LPG-Haushalte	Arbeiter-Haushalte	Angestellten-Haushalte	Durchschnitt
Fleisch	47	52	55	50
Fisch	3	5	5	5
Eier	16	14	14	14
Eintopf	30	23	20	24
sonstige Gerichte	3	6	6	6

Tabelle 9
Bedeutung ausgewählter Lebensmittelsortimente bei der Abendbrotzusammenstellung (Haushalte mit mehrmaligem wöchentlichen Verzehr in %)

Lebensmittelsortiment	LPG-Haushalte	Arbeiter-Haushalte	Angestellten-Haushalte	Durchschnitt
Fleisch und Fleischwaren	97	95	95	92
Fischwaren	54	45	43	41
Eier	55	58	54	53
Käse und Quark	76	75	85	77
Gemüse und Obst	46	63	69	59

- Das **Frühstück** ist relativ einseitig auf fett- bzw. kalorienreiche Nahrungsmittel ausgerichtet. Unterstrichen wird diese Erscheinung durch den vergleichsweise geringen Verzehr von Butterbrötchen oder -schnitten ohne zusätzlichen Belag.
- Das **Mittagessen** wird in seiner Zusammenstellung (Hauptkomponente) beeinflußt durch die überdurchschnittliche Verwendung von Nahrungsmitteln aus eigenem Aufkommen sowie durch das Streben nach zeitrationeller Zubereitung. Die Folge davon ist ein z. T. eingeschränkter Abwechslungsreichtum bei der Gestaltung der warmen Mahlzeit.
- Beim **Abendbrot** konzentriert sich der Verbrauch überdurchschnittlich stark auf tierische und damit im allgemeinen auf kalorienreiche Nahrungsmittel. Demgegenüber spielen Obst und Gemüse eine nur untergeordnete Rolle.

Die im Vergleich zu den beiden anderen Mahlzeiten größere Vielfalt der Ernährung am Abend korrespondiert mit der Rangfolge der für die Abendbrotgestaltung ausschlaggebenden Gesichtspunkte. Danach legen 67% der befragten LPG-Mitglieder besonderen Wert auf eine möglichst breite Palette und 65% auf den guten Geschmack der kalten Speisen. Weniger Bedeutung wird dagegen dem Vitamingehalt (36% der Befragten) sowie einem geringen Fettanteil (28% der Befragten) beigemessen. Im Zusammenhang mit der Unterbewertung der beiden letztgenannten Verbrauchskriterien erhebt sich die Frage, inwieweit die Landbevölkerung mit der Problematik der gesunden Ernährung vertraut ist und welches Interesse sie ihr entgegenbringt.

Der Erkenntnisstand auf dem Gebiet der gesunden Ernährung

Die in jüngerer Vergangenheit durchgeführten Untersuchungen zeigen, daß die gesunde Ernährung für viele Verbraucher kein völliges Neuland mehr darstellt. Die zweifellos positive Entwicklung im Ernährungsbewußtsein reicht jedoch bei weitem nicht aus. Das äußert sich nicht nur in dem sehr unterschiedlichen Wissensniveau, sondern vor allem in der Tatsache, daß die Aufklärungsarbeit bisher ohne sichtbaren Erfolg blieb, zumindest was den Abbau der Überernährung anbelangt. Letzteres ist jedoch gerade für die Landbevölkerung ein unabdingbares Erfordernis. Seine Realisierung stößt gegenwärtig auf folgende Probleme:

- Die Beurteilung der konkreten Ernährungssituation wird dadurch erschwert, daß nur etwa jeder 5. auf dem Land lebende Verbraucher über den Nahrungsenergiebedarf eines gesunden Erwachsenen Bescheid weiß. Lediglich 3% sind in der Lage, ihren eigenen Bedarf richtig zu bestimmen.
- Die Kenntnisse über die Voraussetzungen und die Praktizierbarkeit der gesunden Ernährung sind noch zu wenig verbreitet. Nach eigener Einschätzung verfügen nur 55% der befragten LPG-Mitglieder über ein diesbezügliches Wissen. Bezogen auf die Gesamtbevölkerung können 64% als informiert gelten. Bei den Angestellten beträgt dieser Anteil sogar 75%.
- Das Interesse an einer gesundheitserhaltenden und -fördernden Ernährung ist generell unterentwickelt.

Daraus leitet sich die zwingende Konsequenz ab, die Ernährungssituation der Landbevölkerung im positiven Sinne zu verändern. Eine gezielte Einflußnahme ist dringend erforderlich.

Aufgaben bei der Herausbildung einer progressiven Ernährung

Aus der Analyse von Verzehrsgewohnheiten und Ernährungsbewußtsein der Landbevölkerung ergeben sich drei komplexe Aufgabenstellungen.

1. Die Ernährungsaufklärung muß entscheidend verbessert werden. Dabei kommt es in erster Linie darauf an, Inhalt und Form der Wissensübermittlung den Belangen dieser spezifischen Verbrauchergruppe anzupassen. Es hat sich gezeigt, daß die bisher nur wenig differenzierte Ernährungsaufklärung bei der Landbevölkerung die geringste Resonanz gefunden hat. Der Anteil von Personen, die auf Grund der Ernährungsaufklärung ihr Verbrauchsverhalten änderten, liegt hier 37% unter dem Durchschnitt.
   Über ein Programm der Ernährungsaufklärung ist
   — die Bewußtheit und Aufgeschlossenheit hinsichtlich einer vernünftigen Ernährung zu erhöhen. Welche Bedeutung das hat, wird daraus ersichtlich, daß gerade bei der Gruppe mit der stärksten Übergewichtigkeit die Meinung am ausgeprägtesten ist, eine Veränderung der Verzehrsgewohnheiten sei nicht erforderlich
   — ein Grundwissen über wichtige Ernährungsfragen zu verbreiten
   — eine praktikable Anleitung zur Verwirklichung einer gesunden Ernährung zu geben
   — das Interesse an speziellen Kenntnissen über die Ernährung zu wecken und zu vertiefen.
2. Das **Lebensmittelangebot** der Landverkaufsstellen muß die Bereitschaft zur angestrebten Veränderung in der Ernährungsweise aktiv unterstützen. Diese Forderung ist insofern von besonderer Wichtigkeit als
   — nur 41% der Verbraucher willens sind, ihren Mengenkonsum einzuschränken, wovon 25% diese Bereitschaft auf nur wenige Nahrungsmittel begrenzen
   — die Bereitschaft zur Einschränkung erheblich umfangreicher ist, als das in ihrer praktischen Umsetzung zum Ausdruck kommt
   — beinahe zwei Drittel der auf dem Lande Wohnenden ein Angebot an kalorienarmen Nahrungsmitteln begrüßen (davon äußern 47% konkrete Kaufabsichten; 17% enthalten sich zwar der Stimme, sie könnten jedoch durch ein entsprechendes Angebot zum Verbrauch angeregt werden).

Die Bereitschaft zum Übergang auf den Verzehr kalorienreduzierter Erzeugnisse ist sortimentsabhängig. Sie umfaßt bei

- Nahrungsfetten 70%
- Brot und Backwaren 50%
- Fleisch und -waren

und bei

- zuckerhaltigen Erzeugnissen 39%

der Verbraucher.

Berücksichtigt man, daß gerade diese Nahrungsmittel überdurchschnittlich stark auf dem Lande verbraucht werden und daß bei Übergewichtigen der Wille zum Verzehr von kalorienarmen Produkten besonders ausgeprägt ist, wird die Bedeutung eines entsprechenden Einzelhandelsangebotes sichtbar.

3. Die Rolle der **gesellschaftlichen Speisung** ist gezielt im Sinne der Durchsetzung einer gesunden Ernährung zu erhöhen. .Das bedingt einerseits die spürbare Erweiterung des Teilnehmerkreises über die Schaffung entsprechender Versorgungskapazitäten sowie die Sicherung einer bedarfsgerechten Speisenqualität und -kultur. Andererseits erfordert dies die konsequente Verwertung ernährungsphysiologischer Erkenntnisse und Grundsätze bei der Mahlzeitengestaltung. Voraussetzung dafür bildet eine darauf ausgerichtete Qualifikation der Küchenkräfte.

Der größte Erfolg bei der Herausbildung und Durchsetzung der gesunden Ernährung, die mit der kontinuierlichen Reduzierung der Übergewichtigkeit einhergehen muß, wird dann zu verzeichnen sein, wenn die genannten Maßnahmen komplex und breitenwirksam zum Einsatz gelangen.

Dr. P. Donat
Institut für Marktforschung
Leipzig

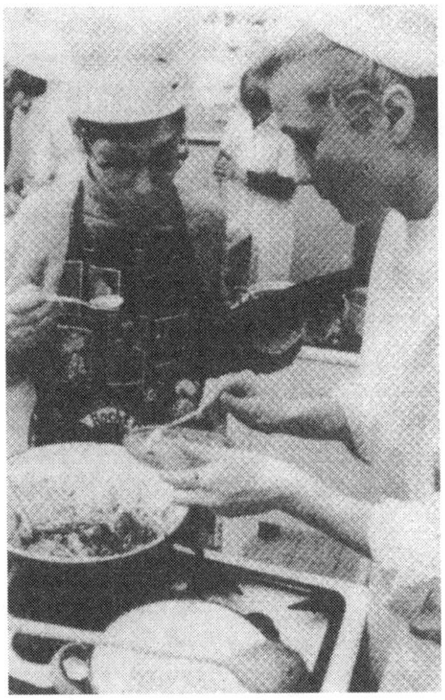

Die Zentralstelle für Diabetes und Stoffwechselkrankheiten führt seit einigen Jahren Diätkurse für Schüler durch. Jugendliche im Alter von 11 bis 17 Jahren erhalten in der Lehrküche eine solide Ausbildung. Sie lernen nicht nur Kochrezepte für eine gesunde Lebensweise, sondern werden auch mit den Grundprinzipien einer zuckerkranken Kindern und Jugendlichen dienlichen Diät vertraut gemacht

W. Treder

Backwaren-Probleme im Bezirk Neubrandenburg

Wenn wir über die Erhöhung der Effektivität der Versorgung auf dem Lande diskutieren, dann ist dabei die Zusammenarbeit zwischen Versorgungsbetrieben und Handel ein entscheidendes Kriterium.

Erich Honecker hat auf dem IX. Parteitag der SED zum Ausdruck gebracht, daß die Handelseinrichtungen für den Käufer das Fenster unserer Volkswirtschaft sind.

Gleichermaßen kann man auch sagen, daß sie im Territorium das Schaufenster eines jeden Betriebes darstellen. Hierzu sollen aus der Sicht eines Versorgungsbetriebes der Backwarenindustrie einige Probleme dargelegt und einige Anregungen gegeben werden.

Durch entsprechende Rekonstruktionsmaßnahmen sowie durch den Neubau von Betrieben soll bis 1980 der erforderliche Kapazitätszuwachs zur Schaffung stabiler Lösungen für die Versorgung mit Backwaren gesichert werden. Dazu wurden in unserem Bezirk folgende Festlegungen getroffen:

— Rekonstruktion durch einen Anbau in der Großbäckerei Neubrandenburg
— Neubau der Großbäckerei Waren
— Neubau der KG-Großbäckerei in Templin

Gleichzeitig wird aber auch erforderlich, durch die Qualifizierung des Vertriebssystems gemeinsam mit dem Handel Voraussetzungen zu schaffen, um die Qualität der Produkte spürbar zu verbessern und der Bevölkerung das volle Grundsortiment während der gesamten Ladenöffnungszeit mit einem höheren Frischegrad anzubieten.

Die Fragen des wissenschaftlich-technischen Fortschritts müssen dabei auch solche Probleme wie das durchgängige Transportsystem von der Produktion bis zum Handel beinhalten. Dazu möchte ich einige Gedanken darlegen.

Die Versorgung der Bezirksstadt und die der Kreisstädte machen uns bei der Verwirklichung dieser Aufgabenstellung keine großen Sorgen, da die Warentransportwege klein sind. Hier sind wir bereits soweit, daß eine zweimalige Anlieferung mit frischem Brot, Brötchen und auch einigen Konditoreierzeugnissen erfolgt. Die Beschlüsse von Partei und Regierung fordern aber auch von uns, das Versorgungsniveau des Landes der Stadt anzugleichen. Leider gibt es dabei noch objektive Faktoren, die das verhindern. Ein Beispiel:

Unser Betrieb versorgt z. Z. zirka 200 Verkaufsstellen bzw. Versorgungsobjekte auf dem Lande. Sie sind in 12 Touren zusammengefaßt. Jede Tour wird mit einem Kofferfahrzeug des Typs W 50 gefahren.

Die Tourenlänge schwankt zwischen 90 km und 180 km Fahrtstrecke. Die Anzahl der Verkaufsstellen schwankt zwischen 12 und 20 je Tour.

Wenn wir uns die meisten Objekte ansehen, dann ist dort keine Möglichkeit vorhanden, eine Warenschleuse anzubringen, so daß die Auslieferungszeit bei einigen Touren bis 14^{00} Uhr dauert. Das heißt, daß sich die Auslieferung auf 3 Stunden hinauszieht!

Zur Sortimentsstruktur

Die Sortimentsstruktur ist natürlich von einigen Faktoren abhängig. Manche Straßenverhältnisse lassen es heute noch nicht zu, alle Sortimente (insbesonders Sahneerzeugnisse) in die Landverkaufsstellen zu liefern. Trotzdem haben die Landverkaufsstellen die Möglichkeit, täglich zwischen 60 Sortimenten an Konditorwaren zu wählen. Diese Möglichkeit kann auf Grund der doch geringeren Nachfrage an Konditorwaren durch die Dorfbevölkerung nicht genutzt werden.

In den Fragen der Kalorienreduzierung gibt es gute Ergebnisse. Von den 11 im Jahr 1976 entwickelten neuen Erzeugnissen sind 9 als kalorienreduziert zu betrachten. Sämtliche Brot- und Weizenerzeugnisse können auch von den Landverkaufsstellen bestellt werden.

Das Preisniveau bei Konditorwaren hat sich auf dem Lande nach oben bewegt, indem mehr teurere und qualitätsmäßig bessere Erzeugnisse gekauft werden. Darin drückt sich auch der ständig steigende Lebensstandard aus. Trotzdem gibt es dabei noch krasse Unterschiede gegenüber der Stadt, die wir in der Sortimentsgestaltung berücksichtigen müssen. So setzen sich beispielsweise die Assiettenerzeugnisse nicht so durch, da sie gegenüber anderen Erzeugnissen etwas teurer sind.

Der Durchschnitt der Republik beim Brotverzehr liegt bei 65—70 kg. Trotz der teilweise guten Verbrauchsziffern muß festgestellt werden, daß er im Bezirk jährlich zurückgeht und daß sich hinter den erwähnten guten Verbrauchsziffern auch die Tatsache verbirgt, daß ein Teil des Brotes nicht der menschlichen Ernährung zugeführt wird. Hier müssen wir über den Handel die entsprechende Aufklärung bei der Bevölkerung einleiten, damit der stabile und niedrige Brotpreis in der DDR nicht dazu beiträgt, daß Produktionskapazität für Waren, die der menschlichen Ernährung dienen, verschwendet wird.

Produktion — Auslieferung — Transport

Die Anlieferung von Brötchen und Konditorwaren erfolgt bereits mit entsprechenden Transportbehältern. Beim Transport von Brot wird z. Z. teilweise noch die lose Verladung auf dem Fahrzeug praktiziert, was aus hygienischen Gründen Anstoß erregt, die Qualität mindert sowie einen hohen Be- und Entladeaufwand erfordert. Die bereits jahrelangen Bemühungen des Betriebes, dafür die entsprechenden Transportbehälter zu erhalten, führten 1977 zu einem ersten Erfolg. Der Betrieb erhielt zahlreiche solcher Behälter, die zwar noch nicht ausreichen, aber einen neuen Beginn im Transport sichtbar machen.
Der Frischegrad unserer Erzeugnisse ist z. Z. von vielen Faktoren abhängig. Das entscheidende Problem ist die noch nicht ausreichende Backkapazität im Bezirk. Die Betriebe sind gezwungen, über das Wochenende hinaus, insbesonders bei Brot, eine bestimmte Vorratsproduktion zu halten, damit die erhöhten Anforderungen an den Schwerpunkttagen abgesichert werden.
Der Abschluß der Rekonstruktion in der Großbäckerei Neubrandenburg wird hier eine wesentliche Erleichterung bringen.
Die sozialpolitischen Maßnahmen brachten auch für die Betriebe der Backwarenindustrie Probleme mit sich (Ausfall von Arbeitskräften). Wir müssen nach wie vor an 6 Tagen produzieren und ausliefern. In unserem Betrieb muß der Ausgleich für zirka 26000 Arbeitsstunden geschaffen werden. Ich kann dazu berichten, daß wir diese Stunden durch die große Bereitschaft unserer Werktätigen und durch den Übergang der Abt. Bäckerei zum 4-Schichtsystem ausgleichen. Das heißt, wir werden mit der Produktion am Sonntag mittag beginnen und sie am Sonnabend früh beenden.
Damit wird es uns gleichzeitig möglich, auch den Frischegrad beim Brot zu erhöhen, indem wir über das Wochenende nur noch geringe Mengen in Reserve halten und am Sonntag nachmittag frisch produzieren.
Der Frischegrad bei Brötchen läßt z. Z. noch zu wünschen übrig, da wir mit der vorhandenen Kapazität zirka 10 Stunden am Tag produzieren müssen. Mit dem Aufbau der 2. Linie 1978 in der Großbäckerei Neubrandenburg werden wir dann die Kapazität verdreifachen, so daß damit der Frischegrad erhöht wird.
Zur Zeit geht der Trend in der Landversorgung auf eine Frühbelieferung hinaus. Das bedeutet, daß die Erzeugnisse bereits am Vortage produziert werden müssen. Bei Brot und Konditorwaren ist das kein Problem, aber bei den Brötchen. Es gibt, wie bereits erwähnt, Landtouren, auf denen das Fahrzeug 8 Stunden unterwegs ist. Das bedeutet, wenn die Frühbelieferung um 9^{00} Uhr abgeschlossen sein soll, muß dieses Fahrzeug um Mitternacht beladen und auf die Tour geschickt werden.
Ich muß in diesem Zusammenhang auch einmal auf die neue „TGL Brötchen" eingehen, die festlegt, die Verkaufsfrist von 12 Stunden bei Brötchen nicht zu überschreiten. Das heißt: von der Produktion bis zum Verkauf darf die Zeit von 12 Stunden nicht überschritten werden.
In dem von mir genannten Fall darf die Verkaufsstelle nach 12^{00} Uhr mittags die Brötchen nicht mehr verkaufen! Das widerspricht den Beschlüssen, das Grundsortiment bis zum Ladenschluß zu handeln. Wir haben gegen diese TGL Einspruch erhoben und eine Ausnahmegenehmigung beantragt, da z. Z. 29% der im Bezirk produzierten Brötchen nicht TGL-gerecht geliefert werden können.
Eine zweimalige Anlieferung mit Brötchen ist noch nicht möglich. Das würde bedeuten, 6 zusätzliche Fahrzeuge einzusetzen, die täglich 1400 km fahren müßten. Die Kosten würden etwa 1600,— M betragen, bei einem Warenwert von zirka 700,— M. Ich glaube, daß wir das aus ökonomischen Gründen nicht vertreten können.
Ich bin der Auffassung, daß wir gemeinsam mit dem Handel auf dem Lande untersuchen müßten, wie die Abkaufgewohnheiten bei Brötchen sind. Vielleicht gelingt es uns, mit einer späteren Anlieferung den Frischegrad zu erhöhen, denn mit der zunehmenden Industriealisierung setzt sich auch auf dem Lande das Schichtsystem durch. Ratsamer wäre es ferner, die Touren zu verkleinern, um statt wie bisher 12—20 Ortschaften nur noch 6—10 zu beliefern. Das erfordert mehr kleinere Fahrzeuge, aber auch mehr Arbeitskräfte.
Ein weiteres Problem ist die Betreuung dieser Verkaufsstellen auf dem Lande. Wir führen quartalsmäßig Beratungen mit den Verkaufsstellen durch. Doch die Mitarbeiter vieler Landverkaufsstellen mit 1 bzw. 2 Verkaufskräften können diese Beratungen aus Zeitgründen oder wegen der großen Entfernungen nicht wahrnehmen.
Zweimal im Jahr führen wir Verkaufsmessen durch. Den Verkaufskräften wird hier die Möglichkeit gegeben, einen Tag lang die Sortimente des Betriebes in Augenschein zu nehmen und Neuentwicklungen zu verkosten. Damit erfassen wir aber leider ebenfalls nicht den Großteil der Landverkaufsstellen. Da wir über den Kreis Neubrandenburg hinausliefern, haben wir deshalb solche Messen auch schon stützpunktmäßig in den Kreisstädten veranstaltet.
Unser Beispiel ist im Rahmen unserer Republik sehr extrem.
Nach der Statistik des Jahres 1972 kamen in unserem Bezirk auf einen Quadratkilometer 59 Bewohner, so daß bei der Orientierung der Lebensmittelindustrie auf Großproduktion vielfach extreme Lieferentfernungen herauskommen. Deshalb wird man für die DDR keine Globallösungen treffen können. Sie müssen spezifisch den einzelnen Bezirken angeglichen werden.

Schlußfolgerungen

Folgende Schlußfolgerungen wurden als erste Maßnahmen in unserem Betrieb gezogen:

- Die Betreuung der Verkaufsstellen wird durch den Verkaufsinstrukteur bzw. durch die einzelnen Kraftfahrer abgesichert. Daher wäre es günstiger, wenn die Touren verkleinert und die Anlieferungszeit verkürzt werden könnten, damit der Fahrer die Betreuungsfunktion mit wahrnehmen kann
- In der Entwicklung der Sortimentsstruktur wird unser bisheriger Weg beibehalten, jährlich einige Erzeugnisse neu zu entwickeln und dabei auch insbesonders die unteren Preisgruppen zu berücksichtigen. Es müssen allerdings Sortimente sein, die entsprechend transportfähig sind
- Mit der Bereitstellung der Transportbehälter wird das Brot in diesen ausgeliefert, um damit den Frischegrad und die Qualität zu errhöhen sowie die Transportschäden zu senken
- Gemeinsam mit dem Handel werden wir die Abkaufgewohnheiten untersuchen, um daraus die entsprechenden Maßnahmen abzuleiten.

W. Treder
Direktor des VEB Großbäckerei „Neubako" Neubrandenburg

F. Müller und B. Buske

Der Wert von Getreideprodukten für die diätetische Prophylaxe, Behandlung und Metaphylaxe der Fettsucht

Die Fettsucht bedeutet ein Risiko oder zumindest einen prognostisch ungünstigen Faktor für viele uns gerade jetzt immer mehr bedrückenden Krankheiten; in erster Linie für den Diabetes mellitus, die Hyperlipoproteinämien, den Hypertonus, den Myokardinfarkt und den cerebralen Insult — aber auch für die degenerativen Schäden am Skelettsystem, für viele Gallenblasen- und Pankreasleiden und für die Fettleber. Schon vor der Manifestation von Komplikationen können gewisse Stoffwechselparameter bei Adipösen von der Norm abweichen. Die Nüchternblutspiegelwerte der Glukose, des radioimmunologisch meßbaren Insulins (IRI), der unveresterten Fettsäuren, der Triglyzeride und des Cholesterols liegen zwar immer noch im Norm- oder Toleranzbereich, sind aber im statistischen Durchschnitt deutlich gegenüber einem entsprechenden Kollektiv Normgewichtiger erhöht. Noch mehr gilt dies nach Stoffwechselbelastungen (Ratzmann). Allerdings muß noch offen bleiben, ob diese Stoffwechseldiversionen, z. B. die Neigung zu Hyperinsulinismus oder Hyperglykämie, ursächlich für die Entwicklung der Fettsucht verantwortlich sind — manches spricht dafür — oder ob sie Folgen der Fettsucht sind und dann vielleicht nur beitragen zur Unterhaltung der Fettdepots und zur Entwicklung der Komplikationen. Bemerkenswert ist aber, daß offensichtlich eine völlige Normalisierung dieser Werte erst wieder erwartet werden kann, wenn nach Gewichtsreduktion das Idealgewicht für längere Zeit erreicht wurde (Pfeiffer).

Die Änderung der Ernährungsgewohnheiten und mögliche Beziehungen zur Pathogenese der Fettsucht

Im ganzen gesehen essen wir heute in Europa und Nordamerika mehr als unsere Vorfahren und mehr als gegenwärtig die Hälfte aller Menschen in Asien, Afrika und Lateinamerika. Noch vor 120 Jahren wurden in Mitteleuropa täglich etwa 300—400 kcal weniger verzehrt. Damals bestanden zwei Drittel der mit der Nahrung aufgenommenen Kalorien aus Polysacchariden in Form von Brot und anderen Getreideprodukten, aus Kartoffeln und Gemüse. Jetzt beherrschen eindeutig die Fette den Speiseplan. In den nördlichen Ländern Europas und Amerikas sind es besonders die Fette tierischer Herkunft: Butter, Schmalz und Speck.

Von den im ganzen weniger konsumierten kohlenhydrathaltigen Nahrungsmitteln steigt immer mehr der Verbrauch von Zucker und Zuckerprodukten an, oft auch in Kombination mit Fett als Schokolade, Konfekt, Speiseeis und Konditorwaren. Im Süden der BRD, in der ČSSR, Österreich und Ungarn sind die fetten Mehl- und Süßspeisen als Nachtisch sehr beliebt. Im Norden der DDR verstecken sich besonders in bäuerlichen Haushalten und in Betriebsküchen beachtliche Fettmengen im Gemüse und in Gemüseeintöpfen. Die Landwirtschaft produziert und der Handel liefert vorwiegend das fette Schweinefleisch und fette Wurstsorten.

Auf den Wandel dieser unserer Ernährungsgewohnheiten machte Anfang der sechziger Jahre Holtmeier aufmerksam. Er verglich die kalorische Zusammensetzung der Großstadternährung und die Krankenhausvollkost von 1963 mit der von 1850 (Abbildung 1).

Etwa zur gleichen Zeit konnten Hesse und Döll durch sorgfältige Untersuchungen der Ernährungsgewohnheiten von 50 fettsüchtigen Patienten unserer Klinik berichten, daß diese durchschnittlich eine Kost zu sich nahmen, die zu 48% aus Fettkalorien und nur zu 41% aus Kohlenhydrat- und zu 11% aus Eiweißkalorien bestand. 1971 ergaben von uns in Zusammenarbeit mit zahlreichen anderen medizinischen Einrichtungen und Instituten angestellte statistische Auswertungen von im Rahmen eines Forschungsprojektes erhobenen ernährungsanamnestischen Daten bei Männern und Frauen (Normgewichtige und Fettsüchtige aller Schweregrade) einen durchschnittlichen Fettkalorienanteil der Nahrung von 50%, was bei Män-

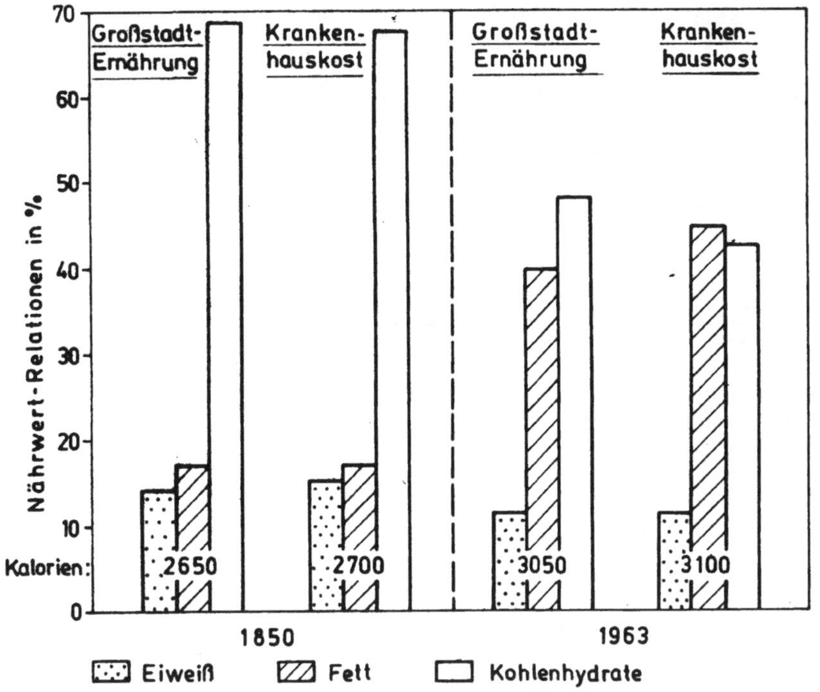

Abb. 1. Ernährungsvergleich zwischen 1850 und 1963 (aus Holtmeier)

Tabelle 1
Durchschnittliche Kalorien- und Nährstoffaufnahme pro Tag bei Männern

Gewichtsklasse (u. prozentuale Abweichung vom Optimalgewicht)	Anzahl der Probanden	Kalorien- und Nährstoffaufnahme (u. prozentualer Anteil der Nährstoff-Kalorien an den Gesamtkalorien)			
		kcal	Eiweiß	Fett	Kohlenhydrate
Normalgewicht	31	3000	80 g	160 g	290 g
(0 ± 9%)		(100%)	(11%)	(50%)	(40%)
leichtes Übergewicht	30	3044	87 g	157 g	299 g
(10—19%)		(100%)	(12%)	(48%)	(40%)
mäßiges bis mittleres	59	2821	79 g	148 g	274 g
Übergewicht (20—39%)		(100%)	(12%)	(49%)	(40%)
hohes bis extremes	17	2940	88 g	161 g	264 g
Übergewicht (40% u. mehr)		(100%)	(12%)	(51%)	(37%)
insgesamt	137	—	—	—	—

nern einen Fettverzehr von täglich 148—161 g und bei Frauen von 109 bis 132 g bedeutete. Die Kohlenhydratkalorienquoten lagen zwischen 37 und 40% und damit der Kohlenhydratverzehr in den Gewichtsklassen der Männer zwischen 264 und 299 g/Tag, in denen der Frauen zwischen 190 und 286 g/Tag (Tabellen 1 und 2).

In unserer Einrichtung wurden von 1972—1975 bei 80 adipösen Patienten (46 Frauen und 34 Männer) vor der Durchführung von mehrwöchigen Diätvergleichsuntersuchungen besonders sorgfältige Ernährungsanamnesen erhoben. Sie ergaben für die weiblichen Probanden eine durchschnittliche Aufnahme von 2600 kcal mit einem Fettanteil von 47%, für die Männer eine Aufnahme von 3900 kcal mit einer Fettquote von 45,4% (Abbildung 2). Das bedeutet für diese Gruppen einen täglichen Fettkonsum von 136 bzw. 198 g. Der geringere Fettkalorienanteil bei den Männern dürfte auf den beachtlichen Alkoholkonsum zurückzuführen sein. Fast 9% der Gesamtkalorien wurden in diesem fettsüchtigen Männerkollektiv durch Alkohol bestritten. Das sind etwa 50 g absoluter Alkohol täglich!

Zumindest bezüglich der kalorischen Relationen dürften die Daten, wie sie aus der Abbildung 2 (Vorperiode) zu ersehen sind, den derzeitigen Ernährungsrealitäten eines großen Teils der erwachsenen Bevölkerung der DDR entsprechen.

Die aufgezeigten Veränderungen unserer Ernährungsgewohnheiten haben sicher die enorme Verbreitung der Fettsucht unter unserer Bevölkerung mitverschuldet. Immer noch dürften 40% der Frauen und 20% der Männer ein Übergewicht von mehr als 20% aufweisen (Müller und Mitarbeiter). Aus der Zunahme der Fettsucht resultiert direkt oder unmittelbar der Anstieg vieler der schon erwähnten Komplikationen und Begleiterkrankungen.

Als initialer Zünder für den Fettansatz derer, die aus genetischen, endokrinen oder aus milieubedingten und psychosomatischen Gründen zur Fettsucht neigen, könnte die Glukose wirken. Sie führt zu schneller und deutlicher Hyperglykämie mit konsekutiver, meist über-

Tabelle 2
Durchschnittliche Kalorien- und Nährstoffaufnahme pro Tag bei Frauen

Gewichtsklasse (u. prozentuale Abweichung vom Optimalgewicht)	Anzahl der Probanden	Kalorien- und Nährstoffaufnahme (u. prozentualer Anteil der Nährstoff-Kalorien an den Gesamtkalorien)			
		kcal	Eiweiß	Fett	Kohlenhydrate
Normalgewicht	24	2378	62 g	132 g	219 g
(0 ± 9%)		(100%)	(11%)	(52%)	(38%)
leichtes Übergewicht	29	2019	55 g	109 g	190 g
(10—19%)		(100%)	(11%)	(50%)	(39%)
mäßiges bis mittleres	122	2317	63 g	124 g	221 g
Übergewicht (20—39%)		(100%)	(11%)	(50%)	(39%)
hohes bis extremes	104	2322	65 g	122 g	226 g
Übergewicht (40% u. mehr)		(100%)	(12%)	(49%)	(40%)
insgesamt	279	—	—	—	—

schießender Hyperinsulinämie, welche ihrerseits dafür Sorge trägt, daß der im Überschuß vorhandene Blutzucker in den Fettdepots und in der Leber zu Fett umgebaut und gespeichert wird. Glukose kann besonders dann stoßartig zur Resorption anfallen, wenn, wie jetzt üblich, mit der Nahrung reichlich die leicht aufschließbaren Malz- und Rohrzucker und die Produkte aus feinen Mehlen (Toastbrote, Gebäck, Kuchen und Torten) aufgenommen werden. Der hohe Fettkonsum tut dann das übrige, um den Fettansatz zu unterhalten und zu stabilisieren.

Grundsätzliche therapeutische Schlußfolgerungen

Eine sinnvolle Therapie der Fettsucht und eine auf die Dauer wirksame Metaphylaxe und Prophylaxe müssen u. E. die oben geschilderten, von Generationen übernommenen Fehlgewohnheiten der Ernährung berücksichtigen und soweit als möglich korrigieren. Radikale, oft sehr einseitige Ernährungsmaßnahmen wie absolutes Fasten über Wochen, „Hollywood"- und Saftkuren, auch die „Punktediät" (eine extrem einseitige Fett-Eiweiß-Ernährung) halten wir für ungeeignet. Sie können natürlich zu teils beträchtlichen Gewichtsreduktionen führen.

Die Erfahrung zeigt aber, daß nur bei wenigen ein Dauererfolg erzielt

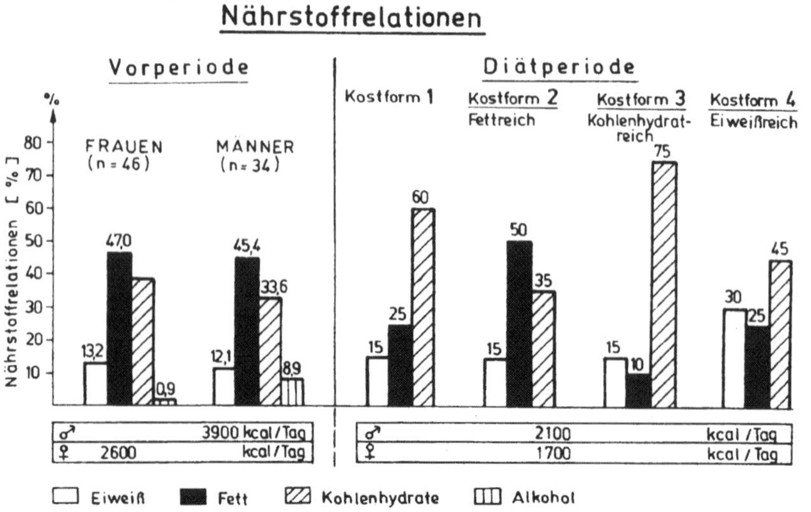

Abb. 2. Vier Varianten einer isokalorischen Testkost mit unterschiedlichen Grundnährstoffrelationen im Vergleich zu Daten der Ernährungsanamnese von insgesamt 80 adipösen Probanden

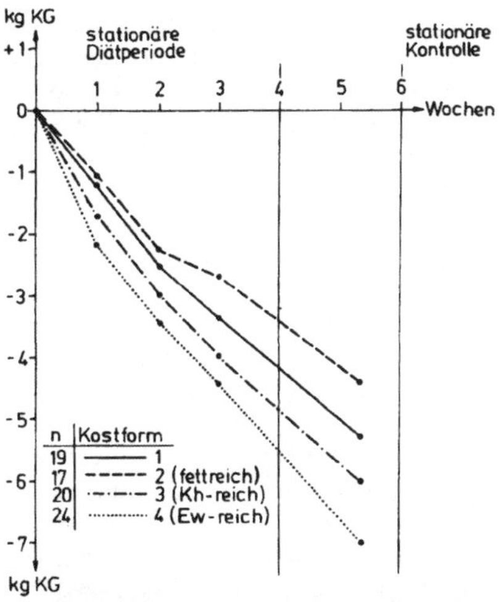

Abb. 3. Verhalten der Körpergewichte. Vergleich der Effektivität isokalorischer Reduktionskosten in vier Varianten am Beispiel der Gewichtsabnahme während einer dreiwöchigen klinisch-stationären und zweiwöchigen ambulanten Diätbehandlung (durchschnittliche Abweichung vom Ausgangswert)

wird. Die meisten dieser Fettsüchtigen sind nach beendeter Kur schnellstens bemüht, das Verlorene wieder aufzuholen. Es kommt vielmehr darauf an, die Fettsüchtigen und die, die es zu werden drohen, umzuerziehen und umzugewöhnen an eine kalorienreduzierte Mischkost, die allmählich zur Gewichtsabnahme führt, ohne daß sie in dieser Zeit hungern. Vor allem sollten sie arbeitsfähig bleiben. Man muß auch die Tatsache berücksichtigen, daß unsere Verdauungsorgane am besten an eine Kost angepaßt sind, die alle Nahrungsmittel in zueinander ausgewogenen Relationen enthält. Eine Diät zur Behandlung der Fettsucht sollte u. E. deshalb etwa aus 20% Eiweiß-, 30—35% Fett- und 45—50% Kohlenhydratkalorien bestehen. Sie ist damit relativ reich an Eiweiß und Kohlenhydraten und im Vergleich zu unseren jetzigen Gewohnheiten verhältnismäßig arm an Fett. Sie soll keine oder nur wenig alkoholische Getränke und wenig Zucker und Zuckerprodukte enthalten. An Eiweißen sind möglichst 1,5 bis 2,0 g pro Kilogramm Körpergewicht vorzusehen, damit auf jeden Fall bei Abmagerung dem drohenden Muskelschwund entgegengewirkt wird. Zudem fördert der hohe spezifisch-dynamische Effekt der Eiweißkörper eine Zusatzverbrennung der anderen Grundnährstoffe.

Als Eiweißträger sind besonders alle Milcheiweißprodukte und die mageren Fisch- und Fleischsorten geeignet. Unter den kohlenhydratreichen Lebensmitteln sind Obst, Gemüse, Kartoffeln und die meisten Getreideprodukte, besonders die Vollkornbrote, zu bevorzugen. Fett sollte in allen Reduktionsdiäten schon aus praktischen und küchentechnischen Gründen deutlich eingeschränkt werden, um eine einigermaßen voluminöse und ansprechende Diät erstellen zu können. Der noch erlaubte Fettanteil sollte überwiegend aus pflanzlichen Ölen, die reich an Linolsäure sind, bestehen.

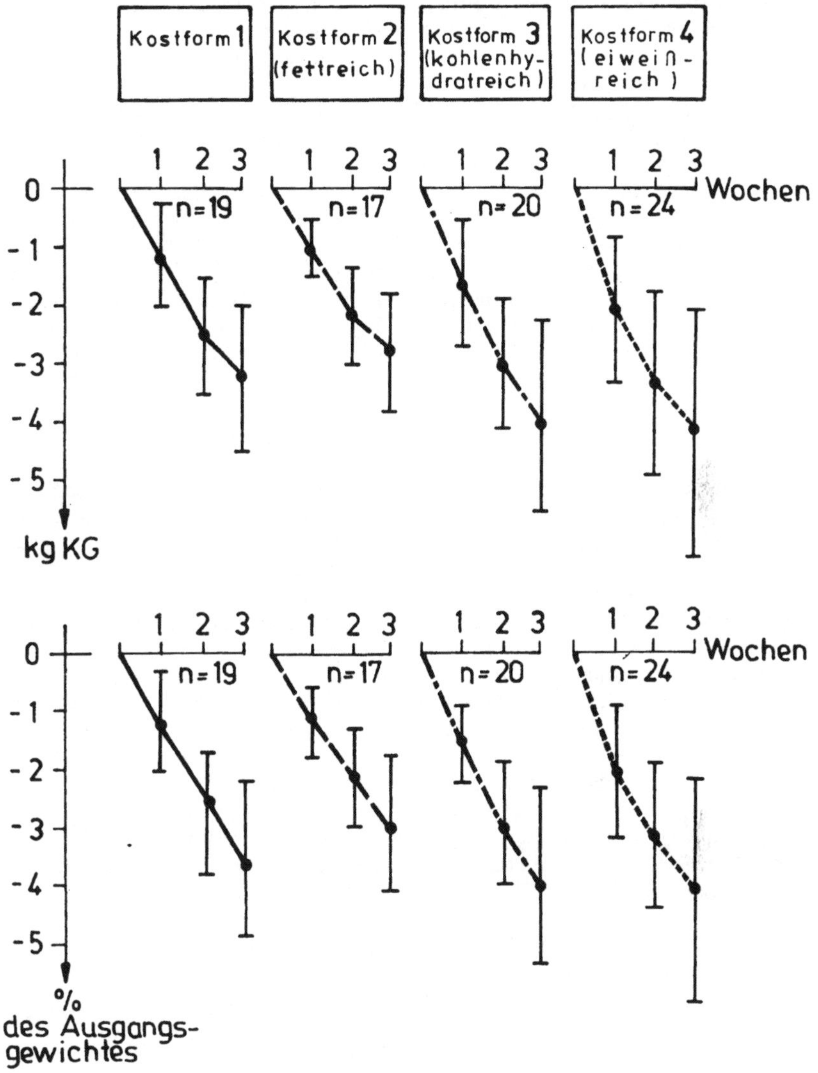

Abb. 4. Verhalten der Körpergewichte. Vergleich der Effektivität isokalorischer Reduktionskosten in vier Varianten am Beispiel der Gewichtsabnahme während einer dreiwöchigen klinisch-stationären Diätbehandlung (durchschnittliche Abweichung vom Ausgangswert)

Eigene Untersuchungen — Material und Methodik

Zur Zeit stehen sich besonders in den westlichen Ländern zwei Gruppen von Ernährungstherapeuten gegenüber. Die einen plädieren wie wir für eine deutliche Fettreduktion, die anderen beschränken die Kohlenhydrate und lassen Eiweiß und Fett ad libitum verzehren. Wir sind deshalb dieser Frage nochmals nachgegangen und haben geprüft, welchen Einfluß die Relationen der Grundnährstoffe Eiweiß, Fett und Kohlenhydrate zueinander auf die Effektivität einer Reduktionskost haben, die sich bezüglich ihres Gesamtkaloriengehaltes auf das Optimalgewicht des jeweiligen Probanden ausrichtet. So wurde jede Reduktionsdiät individuell errechnet, indem wir für jedes Kilogramm des Optimalgewichtes 30 kcal täglich vorsahen, etwa soviel, wie zur Erhaltung des Optimalgewichtes bei leichter körperlicher Arbeit erforderlich sein dürften. Diese Optimal- oder Sollgewichtskalorienkost bedeutete aber für jeden Probanden eine schon beachtliche Kalorienreduktion. Die Differenz zu den Vorkosten betrug bei den Männern im Durchschnitt 1800 und bei den Frauen etwa 900 kcal täglich und führte zu den vergleichsweise milden Reduktionsdiäten von durchschnittlich 2100 bzw. 1700 kcal (Abbildung 2).

Untersucht wurden 80 Personen, 46 Frauen und 34 Männer, im Alter von 24—45 Jahren mit einem im Jahr vor dem Versuch praktisch konstant gebliebenen Übergewicht von mehr als

25%. Ausgeschlossen waren Probanden mit manifesten Stoffwechsel- und Organerkrankungen. Das gesamte Kollektiv wurde in 6 Gruppen entsprechend den Diätformen verschiedener Grundnährstoffzusammensetzung unterteilt. Die Testkost 1 folgte bezüglich der Nährstoffrelationen früheren Empfehlungen der FAO für eine gesunde Ernährung und setzte sich zusammen aus 15% Eiweiß-, 25% Fett- und 60% Kohlenhydratkalorien. Die Nährstoffrelationen der fett-, kohlenhydrat- und eiweißreichen Kostformen sind in Abbildung 2 dargestellt. Alle Diäten, auch die kohlenhydratreiche, wurden ohne Zucker zubereitet. Nach einer dreiwöchigen Klinikperiode wurden die Probanden für 14 Tage nach Hause entlassen und in einer ausführlichen Diätberatung auf die Nährstoffrelationen ihrer jeweiligen Kostform unter Beibehaltung der individuellen Sollgewichtskalorien orientiert.

Ergebnisse

In Abbildung 3 ist der Effekt der vier Kostformen auf die Abnahme des Körpergewichtes für Männer und Frauen gemeinsam als durchschnittliche Abweichung vom Ausgangsgewicht in kg Körpergewicht dargestellt. Im Mittel haben alle Probanden pro Woche etwa 1 kg an Gewicht verloren. In allen Testkollektiven erfolgte die Abnahme ziemlich kontinuierlich, auch während der häuslichen Periode. Die Differenzen sind verhältnismäßig gering. In Abbildung 4 sind die Ergebnisse der dreiwöchigen stationären Behandlung gesondert dargestellt — sowohl als Abnahme in Kilogramm Körpergewicht, wie als prozentuale Gewichtsabnahme. Für diesen Zeitraum wurde eine statistische Sicherung der Ergebnisse versucht. Die Varianzanalyse ließ keine signifikanten Differenzen erkennen. Die Anwendung des t-Testes ergab beim Vergleich der Kostformen 2 und 4 eine Signifikanz auf dem 1- bzw. 5%-Niveau, je nachdem, ob die Gewichtsabnahme in Kilogramm Körpergewicht oder die Gewichtsabnahme in Prozent des Ausgangsgewichtes zugrunde gelegt wurde. Daraus folgt, daß keine der angegebenen Kostformen den drei anderen eindeutig überlegen ist. Wir können nur feststellen, daß die eiweißreiche Kostform der fettreichen Variante leicht überlegen ist. Die kohlenhydratreiche, extrem fettarme Kostform 3, die auch recht günstige Resultate erbrachte, ist aber weniger zweckmäßig. Sie wird von den Patienten nicht genügend akzeptiert und ist küchentechnisch schwierig herzustellen. Zudem weicht sie am stärksten von den derzeitigen Eßgewohnheiten ab. Die eiweißreiche Kost ist sicher die teuerste.

Am Rande sei vermerkt, daß unter allen vier geprüften Reduktionsdiäten die Cholesterol- und Gesamtlipidwerte im Serum abfielen und sich in der 2. Woche auf einem gewissen Niveau — deutlich unterhalb der Ausgangswerte — einpendelten.

Diskussion

Wir empfehlen aus den genannten Gründen unseren Fettsüchtigen unter Beibehaltung der Sollgewichtskalorien die Kostform 1, allerdings mit einer gewissen Konzession an die derzeitigen Gewohnheiten und gestatten eine Verschiebung der Fett- und Kohlenhydratrelationen zugunsten der Fette von 25 auf 30—35%. Das ist wahrscheinlich ohne Belang, solange keine gefäßsklerotischen Komplikationen bestehen. Die Kost nähert sich dann bezüglich der qualitativen Zusammensetzung der Empfehlung, die die Sektion Diätetik bei der Gesellschaft für Ernährung in der DDR als sogenannte Stoffwechselgrunddiät herausgegeben hat (Vetter). Diese Kost ist nicht nur für die klinische und ambulante Behandlung geeignet, sondern ebenso für die Prophylaxe aller fettsuchtgefährdeten Menschen. Für unser Anliegen ist es besonders wichtig, daß mit einer solchen Kost die Polysaccharide und von ihnen auch viele Getreideprodukte ihre wichtige Stellung in der Behandlung und Prophylaxe der Fettsucht behalten. Etwa die Hälfte aller Kalorien muß durch sie bestritten werden.

Auswahlkriterien für Getreideprodukte im Rahmen einer Reduktionskost

Zweckmäßig sind vor allem solche Produkte, die durch die Verdauungsfermente nur langsam aufgeschlossen werden und bereits langes und intensives Kauen erfordern. Dadurch gelangen die schließlich im Verdauungsprozeß anfallenden Monosaccharide, besonders die Glukose, über einen längeren Zeitraum zur Resorption und halten so auch den Blutglukosespiegel zwischen den Mahlzeiten auf normalem Niveau. Ein Gesichtspunkt, auf den Heuckenkamp und Zöllner vor einiger Zeit erneut hingewiesen haben.

Anscheinend kann gerade so das im Hypothalamus gelegene Sättigungszentrum bezüglich seiner Aktivität stabil gehalten und in die Lage versetzt werden, das benachbarte Appetitszentrum kontinuierlich zu hemmen. Die sich daraus ergebende Forderung, bei Fettsuchtdiäten häufigere kleine Mahlzeiten als jetzt allgemein üblich — etwa 5—6 täglich — einzuhalten, hat sich praktisch bewährt.

Bevorzugt werden sollten alle Misch-, Vollkorn- und Flachbrote, Nährmittel, wie Graupen und Grütze, auch Hirse und Cornflakes. Nicht so geeignet sind die feinen weißen Mehle und deren Produkte: Toastbrot, Weißbrot, Brötchen, Kuchen und anderes Gebäck.

Es sei aber auch darauf hingewiesen, daß u. U. Getreideprodukte, besonders die Stärke der Getreidearten mit ihrer Quell- und Wasserbindungsfähigkeit fettsparend wirken können. Eine sparsame Hausfrau verwendete schon immer Mehl, Stärke, Semmelmehl u. a. zum Strecken von fetten Soßen und Tunken aller Art. Mit Stärke, besonders Reisstärke, kann man den Fettgehalt von Mayonnaisen und Remouladen vermindern. Dasselbe ereicht man auch mit Grütze, Semmelmehl, Haferflocken und auch einfach mit Mehl in manchen Wurstarten, besonders in den Leber- und Blutwürsten, in Fleischklopsen u. a. Nur wird dadurch meist die Haltbarkeit dieser Lebensmittel gemindert.

Besser geeignet sind die jetzt erhältlichen hydrolysierten Stärkeprodukte. Durch solche kann der Fettgehalt z. B. in den Mayonnaisen ohne Qualitäts- und Geschmacksminderung beträchtlich herabgesetzt werden. Ihre Wasserbindungsfähigkeit ist größer als die der üblichen Stärke. Auch im Speiseeis und in den vielfach für Gebäcke und Torten verwendeten Cremes, beim Waffelgebäck u. a. können hydrolysierte Stärkeprodukte eingesetzt werden und dadurch viel Fett und Kalorien einsparen helfen.

Bei allen stärker kalorienreduzierten Kostformen muß auf einen reichlichen Vitamingehalt der Lebensmittel geachtet werden. Die Getreideprodukte gehören in unserer Nahrung zu den wichtigsten Lieferanten von Vitaminen der B-Gruppe.

Die eiweißreichen Getreidesorten und -produkte sollten bevorzugt werden. Sie helfen den Eiweißanteil der Reduktionsdiäten erhöhen. Dazu gehören Hafer, Roggen und Weizen, sowie deren Mehle mit höheren Ausmahlungsgraden.

Der Gehalt an Ballaststoffen (Zellulose und Pektine) ist eher nützlich als belastend. Sie vermehren das Volumen der Entfettungsdiät einfach durch ihre unverdauliche Masse und zum Teil durch verstärkte Wasserbindung und regen die Peristaltik an.

Forderungen und Wünsche an die landwirtschaftliche Produktion, die verarbeitende Industrie und den Handel

Um Fettsüchtigen und allen Fettsuchtsgefährdeten — das dürften z. Z. etwa die Hälfte aller erwachsenen Frauen und über ein Drittel aller Männer unserer Republik sein — für ihre mehr oder weniger kalorienreduzierte Ernährung eine unserem Lebensstandard zukommende abwechslungsreiche Kost auch bezüglich hochwertiger und geeigneter Getreideprodukte zu garantieren, sollte das Angebot vielseitiger als bisher werden. Das betrifft in erster Linie das Brotsortiment. Die Herstellung und Verbreitung von Vollkorn- und Schrotbroten guter Qualität sollte intensiviert werden. Brote mit Eiweißanreicherung sind nur zu begrüßen.
Man sollte bei neuen Züchtungen auf die Steigerung des Proteingehaltes der Getreidearten bedacht sein, wie es im vergangenen Jahrzehnt dem Internationalen Reisforschungsinstitut auf den Philippinen für den Reis recht gut gelang. Der Eiweißgehalt der neuen ertragreichen Reissorten konnte durch neuerliche Kreuzungen von 8 auf 10 bis 11% erhöht werden, wodurch fast der Eiweißgehalt unserer Weizensorten erreicht werden konnte. Dies bedeutete für die Proteinversorgung der sich vorwiegend mit Reis ernährenden Bevölkerung Südostasiens eine Steigerung um 25% (Wilhelmy). Auch für die von uns propagierte prophylaktische Fettsuchtskost und für die stärker kalorienreduzierten Diäten wäre eine solche natürliche Proteinsteigerung in unseren Roggen- und Weizenprodukten durchaus wünschenswert.
Es ist denkbar, daß hydrolysierte Stärkeprodukte, die zur Zeit vorwiegend aus Kartoffelstärke gewonnen werden, aus Getreidestärken, z. B. aus Reisstärke, bezüglich Wasserbindungskapazität und Haltbarkeit sich anders und günstiger verhalten. Da es sich hierbei um ein natürliches Getreideprodukt handelt, das für die menschliche Ernährung von vornherein unbedenklich sein dürfte, wäre die Erforschung und Weiterentwicklung und sein Einsatz als kaloriensparendes Lebensmittel für unser Anliegen sehr zu begrüßen.
Am Schluß sei noch einmal hervorgehoben: Eine gute Entfettungsdiät und noch mehr eine Kost zum Verhüten der Fettsucht muß gern und mit Appetit gegessen werden, genügend sättigen und die Arbeitsfähigkeit der Betroffenen erhalten. Ausgewählte Getreideprodukte haben in einer solchen Kost ihren festen Platz.

Literaturhinweise

Döll, G.: Diss. Greifswald 1963
Hesse, R. und G. Döll: Dtsch. Gesundheitswesen **20** (1965) 208
Heuckenkamp, P. U. und N. Zöllner: in: Kalorienarme und kalorienfreie Lebensmittel; hrsg. von N. Zöllner, Dr. Dietrich Steinkopf Verlag, Darmstadt 1971
Holtmeier, H.-J.: in: Fettsucht, Gefahren, Prophylaxe, Therapie; I. F. Lehmann Verlag, München 1968, S. 175
Müller, F., I. Paul, C. Brasch u. a.: Z. ges. inn. Med. Grenzgebiete **25** (1970) 1001
Pfeiffer, E. F.: in: Fettsucht — Gicht; hrsg. von W. Boecker, Georg Thieme Verlag, Stuttgart 1971
Ratzmann, K. P., M. Wittig, G. Krause und E. Männchen: Z. ges. inn. Med. Grenzgebiete **30** (1975) 489—493
Vetter, K.: Diätempfehlungen. Gesellschaft für Ernährung in der DDR, Sektion Diätetik
Wilhelmy, H.: Reisanbau und Nahrungsspielraum in Südostasien; Verlag Ferdinand Hirst, 1975, S. 72

Prof. Dr. sc. med. F. Müller und
Dr, med. Barbara Buske
Medizinische Klinik und Poliklinik
Ernst-Moritz-Arndt-Universität
Greifswald

B. Gaßmann

Intermediate Moisture Foods — eine neue Klasse von Lebensmitteln?

Eine besondere Klasse von Lebensmitteln stellen sie sicher nicht dar, bestenfalls eine neue Ordnungseinheit. Unter Intermediate Moisture Foods (IMF) werden Lebensmittel verstanden, deren Wassergehalt zwischen 15 und 35%, d. h. zwischen dem von üblicherweise getrockneten und frischen Lebensmitteln liegt. Sie erheben den Anspruch, noch weitgehend die ursprünglichen sensorischen Eigenschaften aufzuweisen, eßfertig zu sein und dennoch Lagerfähigkeit zu besitzen.
IMF gibt es seit alters her. Beispiele dafür sind getrocknete oder kandierte Früchte, Honig, Marmeladen, Sirupe, Pökelschinken, Dauerwürste, Fruchtkekse und Pasteten- oder Blätterteigfüllungen. Ihr Herstellungsprinzip ist empirisch gefunden worden und gilt heute als traditionell. Gezielt entwickelt werden IMF jedoch erst seit 1957, als nämlich W. J. Scott herausfand, daß nicht der Wassergehalt, sondern die Wasseraktivität (a_w) in Beziehung zum mikrobiellen Wachstum und somit zum Lebensmittelverderb steht. Das gab den Anstoß, Lebensmittel durch eine gezielte a_w-Herabsetzung und zwar mit Hilfe wasserbindender Zusätze (Feuchthaltemittel, humectants) lagerfähig zu machen. Erhebliche Impulse erhielt die IMF-Forschung und -Entwicklung in den letzten 15 Jahren durch die bemannte Raumfahrt, die einen Bedarf an speziellen Kostformen auslöste und die wiederum zu ihnen ähnlichen Diätlebensmitteln für bestimmte therapeutische Zwecke führten, sowie nicht zuletzt durch ein geradezu explosionsartiges Anwachsen der Hunde- und Katzenfutterproduktion.
Die Herstellung von IMF erfolgt nach zwei Grundprinzipien:

1. Das Wasser wird in bestimmtem Ausmaß adsorbiert, indem man getrocknete (meist gefriergetrocknete) Lebensmittel unter Einbringung von Feuchthaltemitteln rehydratisiert.
2. Das Wasser wird in bestimmtem Ausmaß desorbiert, indem man in frische Lebensmittel bei erhöhter Temperatur eine Lösung mit höherem osmotischen Druck infundieren läßt.

Nach beiden Verfahrensweisen wird ein a_w-Bereich eingestellt, der je nach Lebensmittel zwischen 0,65 bis 0,9 liegt. Als wasserbindende Mittel dienen bisher vorzugsweise Kochsalz und Saccharose. Darüber hinaus werden andere Zucker (z. B. Raffinose oder Maltose), Stärke und Stärkehydrolysenprodukte (z. B. Maltodextrine), mehrwertige Alkohole (z. B. Glykole einschl. Polyäthylenglykole verschiedener Ketten-

länge, Glycerin, Zuckeralkohole), Milchsäure, Pflanzenextrakte und die verschiedensten Mischungen angewandt bzw. diskutiert.
Da zwar das mikrobielle Wachstum bei einer $a_w < 0{,}9$ nahezu erlischt, aber selbst bei einer $a_w < 0{,}8$ xerophile Pilze, halophile Bakterien und osmophile Hefen noch immer eine potentielle Gefahr darstellen und weil bei Herabsetzung der Wasseraktivität unter 0,8 die sensorischen Eigenschaften der Erzeugnisse zunehmend Einbußen erleiden, bedarf es außer einer zusätzlichen pH-Herabsetzung (auf mindestens pH 5,0—6,0) mittels organischer oder auch mineralischer Säuren noch der Beifügung entsprechender Hemmstoffe (z. B. von schwefliger Säure, Propionsäure, Benzoesäure, p-Hydroxybenzoesäure, Sorbinsäure oder deren Salzen, von Diäthylpyrocarbonat bzw. von Hemmstoff-Mischungen).
Eine gewisse antimikrobielle Wirkung zeigen auch die zur Wasserbindung eingesetzten Diole (zweiwertige Alkohole); diese steigt mit deren Kettenlänge oder Veresterung. Man nimmt an, daß sie mit anwachsender Fettlöslichkeit in die Zellmembran eingebaut werden und den Stofftransport, vor allem den Aminosäurentransport durch die Zellwand hemmen.
Ein erhebliches Problem stellt die Bereitschaft dieser Lebensmittel zur Lipidoxydation und zur nichtenzymatischen Bräunung dar. Sie ist im a_w-Bereich der IMF besonders ausgeprägt und macht weitere Zusätze (z. B. von Antioxydantien wie Butylhydroxyanisol oder Ditertiär-butylhydroxytoluol) oder weitere Verfahrensschritte erforderlich.
Hinzu kommen, namentlich bei Formulaerzeugnissen, Nährstoffergänzungen sowie zur Verbesserung der Verzehrsfähigkeit „weichmachende" Lipide und oberflächenaktive Stoffe. Schließlich werden in einschlägigen Patentschriften auch noch Chelatbildner, Aroma- und Farbstoffe und besondere Stabilisatoren angeführt. In die Verzehrsform gebracht werden IMF bisher größtenteils durch Extrusion.
Wegen der häufig noch bestehenden sensorischen Unzulänglichkeiten sowie in Anbetracht der großen Zahl benötigter Additive bestehen gegen IMF vielfach Bedenken und Vorbehalte (Wie wirken sich z. B. mit der Nahrung aufgenommene Diole und Diolester auf menschliche Zellmembranen aus?). IMF finden darum in den allgemeinen Lebensmittelmarkt nur zögernd Eingang. Es besteht jedoch kein Zweifel, daß die im Prinzip der IMF-Herstellung liegenden Möglichkeiten bei weitem nicht ausgeschöpft und die Grenzen der Forschung und Entwicklung auf diesem Gebiet noch nicht erkennbar sind.

Prof. Dr. habil. B. Gaßmann
Zentralinstitut für Ernährung
der AdW der DDR
Potsdam-Rehbrücke

K. Sodemann, J. Borgwardt und H. Neumann

Zum Einsatz von Molkenproteinkonzentraten in der Ernährung

Bei der Gewinnung von Käse entsteht Molke, eine laktose-, salz- und eiweißreiche, fettarme Flüssigkeit, die bisher in der Tierernährung eine breite Anwendung gefunden hat. Durch Ultrafiltration, Umkehrosmose, Elektrodialyse oder Gelfiltration lassen sich eiweißreiche Molkenproteinkonzentrate herstellen. Ihr Proteingehalt wird in Abhängigkeit vom Herstellungsverfahren mit 33—66% angegeben. Bei Anwendung der Ultrafiltration (Diafiltration) und der Gelfiltration kann er bis auf über 80% erhöht werden. Molkenproteine enthalten alle essentielle Aminosäuren und von diesen besonders reichlich Lysin, Leucin, Threonin und Valin. Gering ist der Gehalt an Phenylalanin, Methionin, Cystin, Tyrosin, Arginin und Glycin. Molkenproteinkonzentrate sind reich an Mineralien. Der Fettgehalt ist gering (0,6—7,2%). Der Laktosegehalt schwankt je nach Herstellungsverfahren zwischen 0,8 bis 51,8%. Der pH-Wert liegt zwischen 3,3 bis 8,2 je nachdem, ob Sauermolke oder Labmolke verwendet wird. Bei einem pH-Wert von 7,0 sind Molkenproteine zu 96—98% in Wasser löslich. Sie sind außerdem gut emulgier- und schlagfähig.

Auf Grund des Gehaltes an hochwertigem Protein bietet sich der Einsatz von Molkenproteinkonzentraten in der Ernährung an, wobei Kuhmilch- oder Volleiprotein teilweise durch Molkenprotein ersetzt werden kann. Die Anwendung in der Säuglings- oder Kinderernährung, für die Herstellung von Fertignahrungsmitteln, Fruchtgetränken und für verschiedene Diäten wird empfohlen.
Im Zentralinstitut für Diabetes Karlsburg wurden vom Institut für Milchforschung entwickelte, ultrafiltrierte Molkenproteine hinsichtlich ihres Einsatzes in der Krankenernährung überprüft.

Tabelle 1
Nährstoffgehalt einiger eiweißreicher Nahrungsmittel

Nahrungsmittel	Kohlenhydrate %	Fett %	Eiweiß %
Vollmilchpulver*	38	26	25
Volleipulver*	2,4	41,8	46
Kuhmilch*	4,7	3,5	3,3
Hühnerei*	0,7	11,2	12,9
Ultrafiltriertes Molkenproteinpulver aus dem Institut für Milchforschung	25,5	3,5	58

*nach Souci, S. W. und Mitarbeiter; Zusammensetzung der Lebensmittel, Band I

Zusammensetzung und küchentechnische Eigenschaften der Molkenproteine

Die geprüften ultrafiltrierten Molkenproteine sind im Institut für Milchforschung im labortechnischen Maßstab für Testzwecke gewonnen worden. Sie weisen folgende Zusammensetzung auf:

Trockenmasse	95,8%
Eiweiß (N × 6,37)	58,0%
Laktose	25,5%
Asche	4,7%
Fett	3,5%

Tabelle 2
Vanilleflammeri (Beispiel für Eiweißanreicherung durch Molkenproteinkonzentrat)

a) mit Milch

	Eiweiß g	Fett g	Kohlenhydrate g	kcal
150 ml Milch (2,5%)	5,0	3,7	7,0	83,0
12 g Vanillepulver	0,1	—	10,0	43,3
6 g Zucker	—	—	6,0	23,6
	5,1	3,7	23,0	149,9
+ 30 g Molkenkonzentrat	17,4	1,1	7,7	113,1
	22,5	4,8	30,7	263,0

b) ohne Milch

	Eiweiß g	Fett g	Kohlenhydrate g	kcal
100 ml Wasser	—	—	—	—
12 g Vanillepulver	0,1	—	10,0	43,3
6 g Zucker	—	—	6,0	23,6
	0,1	—	16,0	66,9
+ 30 g Molkenkonzentrat	17,4	1,1	7,7	113,1
	17,5	1,1	23,7	180,0

Na^+	0,26%
K^+	0,76%
Ca^{++}	0,52%
PO_4^{3-}	0,33%

Das Molkenprotein hatte folgende Zusammensetzung:

Aminosäure	**g AS/100 g Molkenproteinkonzentrat**
Lysin	4,2
Histidin	1,1
Arginin	1,3
Asparaginsäure	6,0
Threonin	3,8
Serin	2,6
Glutaminsäure	9,8
Prolin	3,4
Glycin	1,0
Alanin	2,8
1/2 Cystin	1,9
Valin	3,2
Methionin	1,1
Isoleucin	3,8
Leucin	5,6
Tyrosin	1,4
Phenylalanin	1,8

Der pH-Wert wurde mit 6 ermittelt.

Molkenproteinkonzentrat ist ein zart gelbliches Pulver von milchähnlichem Geschmack. Es läßt sich gut in kaltem Wasser auflösen. Beim Lösen in heißem Wasser bis 70 °C denaturiert es und flockt aus. Wird aufgelöstes Molkenproteinpulver zum Kochen gebracht, koaguliert es und brennt leicht an. Deshalb ist es zweckmäßig, es nicht zur Herstellung der Speisen direkt zu verwenden, sondern fast fertigen Gerichten zuzusetzen. Nach dem Zugeben zu heißen Speisen (Suppen, Puddings) denaturiert es ebenfalls leicht. Weißliche Flocken in unterschiedlicher Größe und Menge (je nach Zugabe von Molkenkonzentrat) treten dann in den Speisen reichlich auf und können störend wirken. In einem Verhältnis 1:1 mit Wasser ist Molkenproteinkonzentrat sehr gut mit und ohne Zusatz von Zucker oder Sorbit schlagfähig. Es entsteht eine schaumige Masse, die mehrere Stunden ohne abzusetzen bestehen bleibt und zum Füllen oder Garnieren von Speisen oder Gebäck dienen kann. Im Verhältnis 1:1 mit Öl läßt es sich ebenfalls gut schlagen.

Pikant abgeschmeckt, eignet sich diese Masse sehr gut als Marinade oder Mayonnaiseersatz für die Zubereitung von Salaten aller Art, eine Möglichkeit, die für Gerichte bei Reduktions- oder Stoffwechseldiäten (Diabetes, Hyperlipoproteinämie) auszunutzen wäre.

Diätetische Anwendungsmöglichkeiten

Infolge ihres hohen Eiweiß- und geringen Fettgehaltes im Vergleich zu Vollmilchpulver oder Volleipulver bietet sich der Einsatz in der Diätetik, namentlich bei der Bereitung fettarmer, eiweißreicher Diäten an (Tabelle 1).

Tabelle 3
Vanillequarkspeise

a) Normalkost ohne Milch, mit Molkenproteinkonzentrat

	Eiweiß g	Fett g	Kohlenhydrate g	kcal
100 ml Wasser	—	—	—	—
4 g Vanillepulver	—	—	3,3	14,4
100 g Quark	17,2	0,6	1,8	88,3
10 g Zucker	—	—	10,0	39,4
	17,2	0,6	15,1	142,1
+ 30 g Molkenkonzentrat	17,4	1,1	7,7	113,1
	34,6	1,7	22,8	255,2

b) Diabetesdiät, Zusatz von Molkenproteinkonzentrat

	Eiweiß g	Fett g	Kohlenhydrate g	kcal
100 ml Wasser	—	—	—	—
4 g Vanillepulver	—	—	3,3	14,4
100 g Quark	17,2	0,6	1,8	88,3
—	—	—	—	—
	17,2	0,6	5,1	102,7
+ 30 g Molkenkonzentrat	17,4	1,1	7,7	113,1
	34,6	1,7	12,8	215,8

Tabelle 4
Hyperlipoproteinämie- und Diabetesdiät: Fleischsalat (kohlenhydratarm, fettreduziert, eiweißreich)

Nahrungsmittel	Eiweiß g	Fett g	Kohlenhydrate g	kcal
100 g Rindfleisch	18,8	13,7	—	213,0
10 g Sonnenblumenöl	—	10,0	—	93,0
10 g Molkenkonzentrat	5,8	0,4	2,6	37,5
Gewürze				
	24,6	24,1	2,6	343,5

Der Eiweißanteil kann ohne wesentliche Erhöhung des Fettanteils angehoben werden. Für die Herstellung von Flammeris, Joghurtgetränken, Quarkspeisen, Suppen, Kartoffelgerichten, Fleischgerichten, Krems und Gebäcken kann der Milchanteil weitgehend reduziert oder auch völlig durch Molkenproteinkonzentrat ersetzt werden. Der Geschmack der so zubereiteten Speisen ist gut.

Gerichte mit Zusatz von Molkenproteinkonzentrat lassen sich auch ohne Zucker herstellen und für Diabetiker verwenden. Ein leicht süßlicher Geschmack ist ohnehin vielen Gerichten durch den Laktosegehalt eigen, so daß auf Zusätze von Zuckeraustauschstoffen oder Süßungsmitteln verzichtet werden kann. Der Kohlenhydratgehalt (Laktose = 25,5%) ist hoch und muß in die Berechnung einbezogen werden. Alle Gerichte können durch den Zusatz von Molkenproteinkonzentrat an Eiweiß angereichert werden. Der Zusatz von Milch kann fortfallen. Eine ausreichend hohe Eiweißzufuhr ist hier immer noch gewährleistet. Der Fett-

anteil in der Kost bleibt niedrig, was bei der Diabetes-Diät besonders wünschenswert ist.
Sehr günstig ist die Verwendung bei der Herstellung von Reduktionsdiäten. Auch hier ist auf diese Weise eine Eiweißanreicherung bei niedrig bleibendem Fettgehalt möglich. Auch bei der Zubereitung von Hyperlipoproteinämiediäten hatte sich Molkenproteinkonzentrat bewährt. Die Tabellen 2—4 geben Beispiele für den Einsatz von Molkenproteinkonzentrat für verschiedene diätetische Gerichte und Zubereitungen.
Außerdem können Molkenproteine mit der genannten Zusammensetzung in der Kinderernährung und für Variationsmöglichkeiten bei der Ernährung von Patienten mit Niereninsuffizienz (Stadium der kompensierten Retention) eingesetzt werden. Dieses ist besonders wichtig, weil biologisch hochwertige Eiweißträger bevorzugt für die Ernährung dieser Kranken verwendet werden sollen, und Molkenproteine diese Voraussetzungen in jeder Beziehung erfüllen.

Zusammenfassung

Molkenproteinkonzentrate wurden bezüglich ihres Einsatzes in der Ernährung geprüft. Sie zeigen günstige küchentechnische Eigenschaften. Die hergestellten Gerichte haben einen guten Geschmack und sind bekömmlich. Sie lassen sich infolge ihres Gehaltes an hochwertigen Proteinen gut zur Eiweißanreicherung in der Krankenernährung, besonders bei der Leber-Gallen-Schonkost, Reduktions- und Hyperlipoproteinämiediäten sowie Diabetesdiät einsetzen. Dem Kohlenhydratgehalt muß bei Stoffwechseldiäten und besonders bei der Diabetesdiät Beachtung geschenkt, das heißt, der Laktosegehalt muß in die Berechnung einbezogen werden.
Darüber hinaus können Molkenproteinkonzentrate für industriell hergestellte Lebensmittel im Rahmen des diätetischen Sortiments und einer gesunden Lebensweise verwendet werden. Sie sind vorzüglich dazu geeignet, Eiweißmangel in der Ernährung zu beheben.

Dr. K. Sodemann und H. Neumann
Zentralinstitut für Diabetes
„Gerhardt Katsch"
Karlsburg

Dr. J. Borgwardt
Institut für Milchforschung der DDR
Oranienburg

JUBILARE

Karl Lohmann zum 80. Geburtstag am 10. April 1978

Wenn einem Menschen im Laufe seines Lebens soviel Auszeichnungen, Ehrungen und Würdigungen zuteil geworden sind wie Professor Karl Lohmann, dann ist es müßig, sie und die Beweggründe anläßlich eines so gesegnet hohen Geburtstages wie des achtzigsten erneut aufzuzählen.
Karl Lohmanns Fähigkeit, auf der Basis hoher Experimentierkunst und scharfer Beobachtung biochemische Gesetzmäßigkeiten zu erfassen und zu formulieren, verdanken wir fundamentale Einsichten und bedeutende wissenschaftliche Entdeckungen. Sie und das Vermögen, Erkenntnisse und Erfahrungen in die Lehre, die weiterführende Forschung und die praktische Nutzanwendung zu übertragen, brachten ihm weltweite Anerkennung und viele Ehren ein, Aufgaben und Verantwortungsbereiche ebenso wie Doktorwürden und Mitgliedschaften.
Der starke Eindruck, den Karl Lohmann als Persönlichkeit auf alle ausübt, die ihn kennen oder wie wir längere Zeit seine Mitarbeiter und Schüler gewesen sind, beruht jedoch nicht nur auf seinen fachlichen Fähigkeiten, sondern auch auf seinen menschlichen Eigenschaften. Hervorzuheben ist vor allem sein kompromißloses Eintreten für die Wahrheitsfindung auf Grund exakter wissenschaftlicher Ergebnisse und Erkenntnisse, mit dem er sich und seine Mitarbeiter stets aufs neue forderte. Wenn eine wissenschaftliche Aufgabenstellung experimentell bis auf den Grund geklärt zu sein schien, schärfte die Konturen dieses Charakterzuges fast regelmäßig ein zweiter — sein Humor. Mit herausforderndem Lächeln bemerkte er fast beiläufig „Bei diesen schönen Ergebnissen wollen wir doch ja kein weiteres Experiment machen..." oder „Bei diesen Schwankungsbreiten biologischer Größenordnungen kommt es wohl auf ein paar Zehnerpotenzen nicht mehr an...". Dann wußte jeder, daß es nichts zu diskutieren und immer noch zu verbessern gab, und wer ihm einmal Prozentzahlen mit zwei Stellen nach dem Komma vorgelegt hatte, vermochte von Stund an, zwischen Rechenschieber- und Untersuchungsgenauigkeit zu unterscheiden.
Sein phänomenales, mit den vielfältigsten Detailkenntnissen brillierendes Zahlengedächtnis (Molekulargewichte, Schmelz- und Siedepunkte usw.) wußte Karl Lohmann auch im geselligen Beisammensein anzuwenden. In einem Wettbewerb auf einem der beliebten Sommerausflüge der ehemaligen Anstalt für Vitaminforschung gewann er die Aufgabe, einen Damenperlonstrumpf in beliebig zusammengestellten Säuren und Alkoholen in kürzester Zeit in Lösung zu bringen, mit Abstand. In ähnlicher Weise beantwortete er die Quizfrage nach der Anzahl der Straßenbäume zwischen den beiden Institutsgebäuden in Rehbrücke präziser als alle diejenigen, die diesen Weg täglich mindestens zweimal zurücklegten, um ihr Mittagessen einzunehmen.
Unvergeßlich für seine ehemaligen Mitarbeiter sind die regelmäßigen Mittwochskolloquien, in denen aus Zeitschriften wissenschaftliche Arbeiten referiert und häufig genug die Referenten vom Chef scheinbar mit den Autoren identifiziert wurden. Mußte man sich doch die peinlichsten Fragen stellen und nicht selten in den Grundfesten seines Kernwissens erschüttern lassen.
Bei den alljährlichen Betriebsausflügen während seiner Rehbrücker Zeit Ende der 50er, Anfang der 60er Jahre griff Karl Lohmann stets tief in die eigene Tasche, um Mehrausgaben abzusichern („Gönnen Sie doch Ihren Kollegen auch einmal eine Vorsuppe!"). Solche und andere originelle menschliche Eigenschaften, von denen die persönliche Bescheidenheit und der nie versagende Humor die hervorstechendsten sind, haben sich bei allen tief eingeprägt, die das Glück hatten, mit ihm arbeiten, diskutieren und ab und zu auch feiern zu können.
So ist Karl Lohmann zum Vorbild für zahlreiche Wissenschaftler jüngerer Generationen und vielen auch ein väterlicher Freund geworden. In den 80. Geburtstag und ad multos annos begleiten ihn unsere besten Wünsche.

H. Haenel H.-A. Ketz B. Gaßmann

Professor Mašek — 70 Jahre

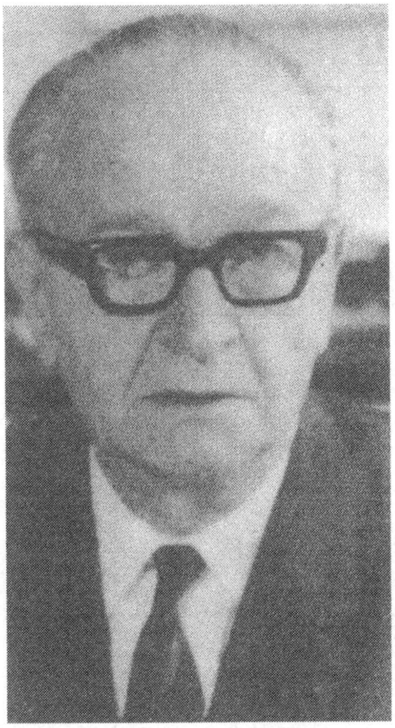

Prof. Dr. med. Josef Mašek, DrSc., Korrespondierendes Mitglied der Tschechoslowakischen Akademie der Wissenschaften, wurde 1908 in Prag geboren.
Er studierte Medizin an der Prager Karls-Universität und wurde dort Ende 1932 promoviert. Als Student und als junger Arzt war er am Institut für pathologische Anatomie der Medizinischen Fakultät tätig und wandte sich später der Gastroenterologie, dem Metabolismus und der Ernährungswissenschaft zu. 1946 habilitierte er sich an der Inneren Klinik der Medizinischen Fakultät. Prof. Mašek wirkte aktiv mit an der Gründung der medizinischen J. E. Purkinje-Gesellschaft der Tschechoslowakischen Gesellschaft für Gastroenterologie und Ernährungswissenschaft und trug zur Schaffung ihrer Zeitschrift bei.
Als Direktor des 1951 gegründeten Instituts für Ernährungsforschung verband Prof. Mašek in vorbildlicher Weise die klinische Physiologie und Diätetik mit tierexperimenteller Forschung, indem er eine moderne Konzeption der Teamarbeit in Klinik, Epidemiologie, Physiologie und Biochemie durchsetzte. Durch seine Initiative und hohe wissenschaftliche sowie klinische Qualität wurde dieses Institut zu einem Kristallisationszentrum der Ernährungsforschung mit weitgefaßten internationalen Verbindungen. Im Vordergrund der Interessen standen Fragen des Eiweißbedarfs bei verschiedenen pathologischen Zuständen, Fragen des Fettstoffwechsels und der Ernährungsanpassung. Intensive Forschungen auf dem Gebiet der Fettsucht und der Arteriosklerose schlossen sich an, Fragen der Diätetik bei Leber- und Niereninsuffizienz wurden einbezogen.
Ab 1958 ist J. Mašek ständiger Mitarbeiter der Weltgesundheitsorganisation. Er wird Mitglied der Gruppe Europäischer Ernährungswissenschaftler; als Korrespondierendes oder Ehrenmitglied wird er von zahlreichen Gesellschaften im In- und Ausland berufen und geehrt. Seit 1966 ist er Mitglied und seit 1960 Vizepräsident des IUNS-Council.
J. Mašek hat mehr als 200 wissenschaftliche Veröffentlichungen zu wichtigen Ernährungsproblemen publiziert, die in origineller und aktueller Konzeption wesentliche neue Erkenntnisse vermittelten.
Derzeit steht J. Mašek an der Spitze des Zentrums für Stoffwechsel- und Ernährungsforschung im Institut für Klinische und Experimentelle Medizin in Prag; er ist Leiter des Lehrstuhls für Innere Medizin am Institut für Ärztliche und Pharmazeutische Fortbildung.
J. Mašek zeichnet sich besonders durch scharfe Beobachtung und Sinn für moderne Entwicklungen aus sowie durch sein Bestreben, moderne Erkenntnisse in die Praxis der Volksernährung und in die klinische Medizin einzuführen.
Der Jubilar hat in seiner Heimat und in der ganzen Welt viele Freunde, die ihn hoch zu schätzen wissen. Die Ernährungsforschung der DDR sieht in J. Mašek einen herausragenden Kollegen und Freund, der wesentlich zur Entwicklung und Vertiefung der Zusammenarbeit zwischen der ČSSR und der DDR beigetragen hat. Auf vielen Veranstaltungen war er unser Gast und hat durch seine inhaltsreichen, auf einer großen wissenschaftlichen und menschlichen Lebenserfahrung beruhenden Vorträge und Veröffentlichungen auch uns wesentliche Informationen und Impulse gegeben. In vielen Diskussionen war er uns ein verständnisvoller und kritischer Partner, dem wir herzliche Freundschaft und tiefen Respekt entgegenbringen. Wir sind stolz, daß J. Mašek unser Ehrenmitglied der Gesellschaft für Ernährung in der DDR ist.
Wir wünschen dem Jubilar weiterhin volle Gesundheit und fruchtbare Arbeit zum Wohl der internationalen Ernährungswissenschaft.

H. Haenel

Prof. Dr. habil. Max Ulmann zum 80. Geburtstag

In der Überschrift fehlt das Wörtchen „nachträglich“ und man könnte zur Redaktion sehr klassisch sagen: „Spät kommt Ihr, doch Ihr kommt . . .“
Wir wollen aber hier an dieser Stelle nur noch einmal das wiederholen, was wir am 22. Oktober 1977 als eine der ersten Gratulanten dem in voller Gesundheit seinen „80.“ begehenden Jubilar wünschten: Er möge weiterhin bei bestem Wohlbefinden eine erfolgreiche wissenschaftlich-literarische Tätigkeit ausüben und vor allem sein oft scherzhaft geäußertes Ziel, ein Hundertjähriger zu werden, erreichen.
Prof. Ulmann war 1956 Mitbegründer der Zeitschrift „Ernährungsforschung“, lange Zeit Mitherausgeber und gehört noch immer dem Redaktionsbeirat an, während er gleichzeitig noch Chefredakteur der Zeitschrift „Die Nahrung“ ist. Sein literarisches Schaffen ist ihm Bedürfnis, denn so bleibt er der Wissenschaft eng verbunden.
Der Jubilar hat mehrere wissenschaftliche Werke herausgegeben, wobei besonders auf die Monographienreihe „Handbuch der Stärke in Einzeldarstellungen“ verwiesen werden soll.
Somit war der 80. Geburtstag auch Anlaß für uns, Prof. Ulmann für sein erfolgreiches jahrzehntelanges publizistisches Wirken Dank zu sagen.

Redaktion „Ernährungsforschung“

Adipositas-Behandlung

W. Ewald beschreibt Ergebnisse einer Adipositas-Behandlung von 1070 Patienten während eines Heilverfahrens [Münch. med. Wschr. **119** (1977) S. 1531]. Nach einer Untersuchungsperiode von 3—5 Tagen, in der die Patienten eine kalorisch unbegrenzte Kost erhielten, wurden sie mit einer 1000-kcal-Reduktionskost oder mit einer Null-Diät behandelt. Während des Heilverfahrens wurde eine Bewegungstherapie durchgeführt. Als wichtig wird eine kontinuierliche Ernährungs-Erziehung betrachtet. Während der 1000-kcal-Reduktionsdiät wurde in 4 Wochen bei 545 Männern eine durchschnittliche Gewichtsabnahme von 5,8 kg erreicht, bei 299 Frauen (über 45 Jahre) eine Abnahme von 3,7 kg. 88 Männer verloren durch eine Null-Diät von 4 Wochen 16,4 kg. Die Gewichtsabnahme der Frauen war stark altersabhängig.

M. Kujawa, R. M. Macholz und H. Woggon

Mangel und Überangebot — zwei Erscheinungsformen der Toxizität von Mineralstoffen

Historisch kann man die Forschungen auf dem Gebiet der Mineralstoffe in zwei Etappen einteilen, aus denen heute zwei aktuelle Arbeitsrichtungen resultieren. Die Untersuchungen zur Mineralstoffwirkung beschäftigten sich bis zur Mitte unseres Jahrhunderts überwiegend mit den Auswirkungen eines Überangebots an Elementen, insbesondere an (Schwer)-Metallen. Ein beachtenswertes Ergebnis war dabei die Beobachtung, daß ein Element nicht an sich toxisch wirkt, sondern in verschiedenen chemischen Strukturen unterschiedliche Toxizität zeigt. Tabelle 1 veranschaulicht diesen Sachverhalt sehr deutlich, wenn auch berücksichtigt werden muß, daß im Tierexperiment stets mehr oder weniger große Schwankungen der für die LD 50 (Dosis, bei der 50% der Tiere verenden) erhaltenen Werte auftraten. Neben der chemischen Struktur der Elemente beeinflussen auch andere Hauptnahrungsbestandteile die Toxizität. Die Wirkung eines Metalls ist in den meisten Fällen durch Anwesenheit anderer Metalle bzw. Elemente verändert. So schützt Selen in starkem Maße vor Intoxikationen durch Kadmium, Silber, Quecksilber und Thallium.

Mit der Entdeckung mehrerer Mineralstoffe als essentielle Nahrungsbestandteile begann man etwa ab 1950 mit der systematischen Untersuchung der Bedeutung dieser Elemente im physiologischen Geschehen. Stand damals noch die Wirkung des Überangebotes im Vordergrund, so dominieren heute Arbeiten zur Biochemie und Physiologie, die letztendlich auf den Nachweis der Essentiellität und des physiologischen Wirkungsortes der Mineralstoffe zielen. Bei den Schwermetallen steht nach wie vor die Schädigung durch ein Überangebot im Vordergrund. Jedoch zeigt sich auch hier (besonders bei Blei und Kadmium), wie fruchtbar sich eine neue Denkweise auf den wissenschaftlichen Fortschritt auswirkte. Als einer der ersten vertrat K. Schwarz die Meinung, alle Elemente wären essentiell. Folgerichtig entdeckte er die Essentiellität von Blei, andere fanden die von Arsen.

Die historisch enstandene Dreiteilung der Elemente in „toxische" (z. B. Quecksilber, Silber) und „essentielle" (z. B. Chrom, Zink, Kupfer, Eisen) einerseits und in die „ohne Wirkung" (z. B. Aluminium, Strontium) andererseits ist heute nicht mehr gerechtfertigt. Luckey und Mitarbeiter und Smith geben diese Einteilung in die klassischen Wirkungsbereiche „essentiell" und „toxisch" auf. Man muß sich dieser neuen (sicher noch ungewohnten) Betrachtungsweise anschließen, bei der die Toxizität zwei Seiten besitzt, Mangel und Überangebot.

Jedes Element ist bei Überangebot toxisch. Wie groß der Bereich des Plateaus, des Anstieges und Abfalls der Dosis-Wirkungskurve (Abbildung 1) ist, ist von Element zu Element unterschiedlich.

Beim Selen ist das Plateau sehr kurz. Während für die meisten Tierarten 0,04 bis 0,10 Milligramm Selen pro Kilogramm Nahrung essentiell sind, wirken bereits 30—100fache Konzentrationen im Langzeitversuch toxisch. Im Vergleich dazu ist bei Mangan dieser Bereich extrem groß (essentiell 0,05—0,5 Milligramm Mangan pro Kilogramm Nahrung; toxisch über 2000 Milligramm Mangan pro Kilogramm Nahrung).

Zur korrekten Bezeichnung wurde bereits der Begriff „essentieller Mineralstoff" vorgeschlagen. Der Zusatz „essentiell" erscheint durch das Vorhergesagte irreführend und stark einschränkend. Obwohl dies zweifelsohne der Fall ist, bietet sich die Einteilung in „essentielle Mineralstoffe" und „Elemente ohne essentielle Wirkung" weiterhin an. Dies ist dadurch bedingt, daß von den meisten Elementen nur der eine Bereich des Überangebots gründlich mit modernen Methoden untersucht wurde. Nur von 22 Mineralstoffen ist der (linke) Bereich (Mangel) mit positiven endgültigen Befunden untersucht. Bis möglicherweise bei allen (oder doch zumindest fast allen) Elementen Mangelzustände erkannt und das optimale Angebot ermittelt wurden, ist die Zweiteilung berechtigt. Es ist zu beachten, daß die Begriffe „essentiell" und „toxisch" einander nicht ausschließen. Im Gegenteil, jedes der essentiellen Elemente wirkt in höheren Konzentrationen toxisch. Eine Umkehrung dieser Aussage ist zwar in der Diskussion, aber heute noch weitgehend Spekulation.

Tabelle 1
Unterschiedliche orale Toxizität in verschiedenen Verbindungen ein und desselben Elements (LD_{50} in Milligramm pro Kilogramm Körpergewicht, stöchiometrisch umgerechnet und auf Element bezogen)

Natriumselenit	3,2
Selenige Säure	15,5
Selensulfid	26,8
Selendisulfid	76
Kupferchlorid	66,1
Kupfersulfat	76,3
Kupfernitrat	318
Molybdäntrioxid	125
Ammoniummolybdat	333
Antimontrioxid	> 16000
Kaliumantimonyltartrat	300
Quecksilber-(I)-chlorid	220,5
Quecksilber-(II)-chlorid	16,5
Eisen-(II)-chlorid-tetrahydrat	248
Eisen-(III)-chlorid	310
Eisen-(III)-nitrat	2230

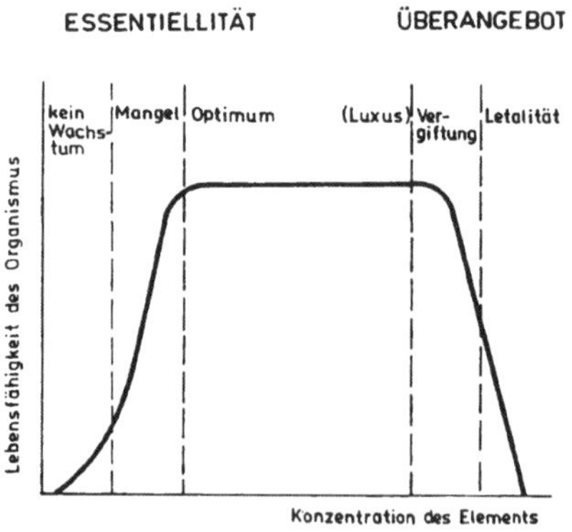

Abb. 1. Dosis-Wirkungsverhältnisse für alle Elemente (modifiziert nach Smith und Luckey u. a.)

Dr. M. Kujawa,
Dr. R. M. Macholz und
Dr. H. Woggon
Zentralinstitut für Ernährung
der AdW der DDR
Potsdam-Rehbrücke

**Die Fotos in diesem Heft stammen von ADN-Zentralbild.
Zeichnungen: Karin Becke.**

H.-J. Gütz

Nahrungsmittel und ihre ernährungsphysiologische Wirkung bei Gastritis und Ulkusleiden

Das Wissen über den Wert bestimmter Diäten bei den verschiedenen gastroenterologischen Erkrankungen ist trotz moderner Kenntnisse über die Physiologie der Verdauung nicht allzu groß.
Andererseits sind gerade die Ernährungsgewohnheiten und die sich daraus ableitenden Diätvorschriften überwiegend von Tradition geprägt und somit fest im Bewußtsein der Menschen verankert. Diese beiden Dinge stellen uns bei der diätetischen Behandlung oder Zusatzbehandlung gastroenterologischer Erkrankungen vor große Probleme.
Es gibt in der Diätetik nahezu heilige Regeln, die oft durch nichts anderes begründet sind als durch längst überholte Vorstellungen von der Verdauung und der Reaktion der Verdauungsorgane auf bestimmte Nahrungsmittel.
Entstanden sind diese ausgeklügelten und differenzierten Diätvorschriften in Zeiten, als die meisten der Erkrankungen durch nichts anderes zu behandeln waren. Sie haben sich, zählebig wie dergleichen Vorschriften sind, bis auf unsere Tage fortgesetzt, obwohl doch so manche Erkenntnis über die Physiologie der Verdauung gewonnen werden konnte.
In besonderem Maße gilt dies für das hier zu behandelnde Ulcus ventriculi und das Ulcus duodeni sowie die Gastritis. Man muß bei der Betrachtung dieser Frage von zwei Voraussetzungen ausgehen:

- Es muß dem Kranken eine vollwertige Nahrung zugeführt werden mit allen Substanzen, die der Organismus braucht, vor allem dann, wenn eine Krankheit vorliegt.
- Es ist festzuhalten, daß es keine Kost gibt, durch die eine Schonung eines Verdauungsorganes erreicht werden kann.

Bevor ich zur eigentlichen Frage der Diät komme, eine Bemerkung zum Begriff „Gastritis".
Hierbei handelt es sich um die histologische Diagnose einer Entzündung der Magenschleimhaut. Diese Entzündung kann, muß aber nicht, mit Beschwerden einhergehen. Es gibt Patienten, die eine schwere chronische Gastritis aufweisen, ohne daß sie je Magenbeschwerden gehabt hätten. Andererseits gibt es Patienten, die seit Jahren Magenbeschwerden haben, ohne daß die Magenschleimhaut eine Veränderung zeigt. Man hat sich daher geeinigt, zwischen dem Begriff der Gastritis, unter dem man die histologisch nachgewiesene Veränderung der Magenschleimhaut versteht, und dem Begriff der Dyspepsie, unter dem man Magenbeschwerden versteht, die nicht durch ein Ulkus oder Karzinom ausgelöst sind, zu differenzieren.
Die diätetische Therapie der Dyspepsie ist kurz abgehandelt. Bei der akuten Dyspepsie regelt sich die Diät durch den Appetit bzw. die Inappetenz des Patienten zwanglos von selbst. Man sollte aber beachten, daß Nahrungskarenz nur solange eingehalten werden sollte, wie Übelkeit und Brechreiz des Patienten dies unbedingt verlangen. Möglichst rasch sollte wieder zu einer leichten Normalkost übergegangen werden. Für die chronische Dyspepsie gilt Ähnliches wie für das Ulkus.
Zu dem akutesten Ereignis beim Ulkus, das einer diätetischen Behandlung überhaupt zugänglich ist, dem blutenden Ulkus, ist nur zu sagen, daß man weitgehend von eisgekühlten Getränken abgekommen und zu mundwarmer Kost übergegangen ist.
Früher war man der Auffassung, daß ein Patient mit einem Zustand nach einer Ulkusblutung lange Zeit flüssige, passierte oder zumindest weiche Kost bekommen müsse. Dieser Auffassung lag der Glaube zugrunde, daß normale Kost durch mechanische Reizung zu einer erneuten Blutung führen könne. Diese Vorstellung ist sicher nicht richtig. Man sollte auch bei diesen Patienten möglichst rasch auf eine normale Ulkuskost übergehen, da der Patient eine vollwertige Kost zum Ersatz des Blutverlustes besonders dringend benötigt.
Kommen wir aber zum landläufigen Ulcus pepticum und seiner Diättherapie. Zum Verständnis einige neuere Erkenntnisse über die Pathophysiologie der Ulkusentstehung.
Unsere Kenntnisse über die Ulkusentstehung können wir so zusammenfassen: Auf Grund einer Störung des Gleichgewichtes zwischen aggressiven Faktoren, die auf die Magenschleimhaut einwirken und deren protektiven Fähigkeiten findet eine Andauung der Schleimhaut statt.
Zu den aggressiven Faktoren gehören in erster Linie die Salzsäure des Magens und das Pepsin. Als äußere Faktoren, die die Schleimschicht, die die Magenschleimhaut vor der Andauung schützt, zerstören können, seien genannt: Aspirin, Phenylbutazon, Alkohol und die aus dem Duodenum zurückfließenden Gallensäuren.
Obwohl das Ulcus duodeni und das Ulcus ventriculi als Ulcus pepticum zusammengefaßt werden, unterscheiden sie sich in für die Therapie wesentlichen Einzelheiten.
Beim Ulcus duodeni ist die

- Säuresekretion stets gesteigert
- nächtliche Nüchternsekretion stark erhöht
- Masse der Belegzellen vermehrt
- Ansprechbarkeit der Belegzellen auf Stimulantien (Histamin, Gastrin) gesteigert
- Magenschleimhaut normal oder nur gering entzündet
- Magenentleerung beschleunigt
- Neutralisation der Säure im Duodenum vermindert.

Beim Ulcus ventriculi ist

- die Säuresekretion normal oder vermindert
- die Magenschleimhaut mehr oder minder stark chronisch entzündet
- die Magenentleerung vermindert
- der Rückfluß von Duodenalsekret in den Magen gesteigert.

Soweit zu den pathophysiologischen Grundlagen der Ulkusentstehung, die für die diätetische Therapie von Bedeutung ist (Demling).
Seit mehr als hundert Jahren galt für die Behandlung des Magen-Darm-Ulkus eine strenge Diät, die sich auf den Richtlinien von Leube, Cruveilhier, Lenhartz und Sippy aus dem 19. Jahrhundert aufbaute. Das Grundgerüst dieser Therapie sind kleinste Mahlzeiten von Milch und Sahne, die zweistündlich verabreicht werden. Nur sehr langsam wird diese Diät aufgelockert, so daß es Wochen dauert, bis der Patient zu einer Schonkost kommt, die er dann über Monate und Jahre beibehalten soll. Die theoretische Begründung für die Sippy-Diät mit reichlicher Gabe von Fett und Eiweiß ist die, daß die Säure durch das Eiweiß abgepuffert wird und daß durch das Fett vom Duodenum her die Säurebildung vermin-

dert wird. Daneben soll die Ruhigstellung des Magens erreicht werden, denn Fett im Duodenum hemmt die Magenmotorik.
Durch eine solche Diät gelingt es zum Beispiel bei Hunden Ulzera, die durch die Dauerstimulation mit Histamin produziert werden, zu verhindern (Fast). Bei Kaninchen konnte unter einer solchen Kost eine schnellere Abheilung experimenteller Ulzera erreicht werden als unter gewöhnlicher Kaninchenkost (Fauley).
Untersuchungen am Menschen erbrachten aber trotz der guten theoretischen Begründung zum Teil erheblich andere Ergebnisse. Lennard-Jones untersuchte den Verlauf der Magensaftsekretion im Laufe des Tages bei drei Patientengruppen, von denen die eine eine strenge Ulkusdiät, die andere eine milde Schonkost und die dritte eine frei gewählte Kost erhielt. Die Kurven waren praktisch identisch.
In einer ganzen Reihe weiterer Untersuchungen unter klinischen oder ambulanten Bedingungen konnten keine Unterschiede in der Ulkusheilung durch eine bestimmte Diät gefunden werden. Auf Grund dieser Ergebnisse kommt ein großer Teil der Untersucher zu der Auffassung, daß eine strenge Ulkusdiät, wie sie früher geübt wurde, nicht notwendig ist, daß sie dem Patienten, der sich ja in einer Rekonvaleszenzphase befindet, eventuell sogar schaden könne.
Hinzukommt, daß unter ambulanten Bedingungen die Durchführung einer strengen Diätkost nur selten eingehalten wird. Ernährungsgewohnheiten sind außerdem schlecht zu beeinflussen, sowohl aus persönlichen als auch aus Gründen der Gemeinschaftsverpflegung in Familie und Beruf.
Auf die vielen, mehr psychologischen Fragen einer strengen Diätkost und auf Plazebowirkungen möchte ich nicht näher eingehen. Sie spielen aber eine große Rolle, und nach Meinung vieler Ärzte spielt die Diättherapie weit in das Gebiet der Psychotherapie hinein.
In Übereinstimmung mit vielen anderen Kliniken schlagen wir für die ambulante Ulkusbehandlung — und das unkomplizierte Ulcus pepticum ist eine Erkrankung, die ambulant behandelt werden sollte — folgendes Diätregime vor und wenden es mit Erfolg an:

1. Eiweißreiche Kost
2. Fettreiche Kost
3. Häufige kleine Mahlzeiten
4. Vermeidung von Alkohol, Nikotin und Koffein
5. Vermeidung von Speisen, die die Magensekretion stark steigern (scharf Gewürztes, scharf Gebratenes etc.)
6. Vermeidung von Speisen, die vom Patienten erfahrungsgemäß schlecht vertragen werden.

Eiweißreich sollte die Nahrung sein, da Eiweiß am besten die Säure abpuffert. Zu bevorzugen ist Milcheiweiß.
Fettreich sollte die Kost sein, da Fett ebenfalls gut die Säure abpuffert und außerdem über das Duodenum durch die Freisetzung eines Inhibitors die Magensaftsekretion bremst. Obwohl Sahne hier die günstigsten Effekte zeigt, sollten aus bekannten anderen Gründen Fette mit mehrfach ungesättigten Fettsäuren bevorzugt werden.
Die Gesamtnahrungsmenge sollte auf 6—8 kleinere Mahlzeiten aufgeteilt werden. Dadurch wird erreicht, daß bei der gesteigerten Magenentleerung beim Ulcus duodeni rasch eine neue Mahlzeit folgt, um die überschüssige Säure abzubinden. Das ist vor allem wichtig, weil Eiweiß zwar der beste Puffer, aber gleichzeitig auch das beste Säurestimulans ist. Eine rasche Neutralisation der überschießenden Säurebildung ist aber erforderlich. Beim Ulcus ventriculi ist zwar die Säurebildung nicht erhöht und die Magenentleerung nicht beschleunigt, jedoch werden auch hier, wahrscheinlich wegen der langsamen Magenentleerung, kleine Mahlzeiten entschieden besser vertragen als seltenere große Mahlzeiten.
Alkohol und Koffein weisen eine starke säurelockende Wirkung auf, ohne daß sie imstande sind, Säure zu binden. Sie sollten also aus dem Kostplan während der akuten Ulkuserkrankung ganz verschwinden. Weiterhin geben wir den Patienten den Rat, alles Extreme zu meiden, also sehr scharf Gewürztes, sehr Heißes, sehr Kaltes, scharf Gebratenes etc.
Darüber hinaus sollten die Patienten alle die Speisen meiden, die sie erfahrungsgemäß schlecht vertragen. Diese Unverträglichkeiten sind ja individuell sehr unterschiedlich und nicht so organtypisch wie früher vielfach angenommen. Meist gehören zu diesen schlechter verträglichen Speisen: Hülsenfrüchte, Kohlarten, Zwiebeln und in schwimmendem Fett Gebackenes. Die individuellen Variationen sind aber beträchtlich.
Sehr süße Speisen sollten ebenfalls vermieden werden. Sie führen über eine vermehrte Insulinausschüttung zu einer vagalen Stimulation der Magensekretion. Kohlensäurehaltige Getränke führen durch die rasche Freisetzung von Kohlensäure zu einer unangenehmen Dehnung des Magens mit Beschwerden und sollten gemieden werden.
Das Nikotin gehört zwar nicht zur Nahrung, jedoch muß unbedingt auf die Wichtigkeit des Einstellens des Rauchens hingewiesen werden. Die Einstellung des Rauchens ist einer der wenigen Faktoren, von denen sicher nachgewiesen ist, daß die Ulkusheilung beschleunigt wird.
Darüber hinaus sollten die Patienten das essen, was ihrem Appetit und ihrer Gewohnheit entspricht. Es ist unbedingt eine abwechslungsreiche, vollwertige Kost anzustreben. Es ist weniger wichtig, was gegessen wird, sondern wie gegessen wird.
Die Patienten sollen ihre Mahlzeiten in Ruhe einnehmen und nach den Hauptmahlzeiten eine kurze Bettruhe einhalten. Da keine der bisherigen Diätformen auf ihren Wert für die Ulkusheilung wirklich geprüft ist, sollte man einer individualisierten Kost den Vorrang geben.
Praktisch das gleiche wie beim Ulkus gilt auch für die diätetische Behandlung der chronischen Dyspepsie.
Es ist mitunter nicht leicht, den Patienten zu überzeugen, daß eine strenge Diät nicht erforderlich ist, verbindet sich doch mit der Diagnose eines peptischen Ulkus zwangsläufig die Vorstellung, eine strenge Diät einhalten zu müssen.
Die Vorstellungen über diese Diät sind außerdem sehr unterschiedlich, wie Befragungen von Patienten und ihrer Ehefrauen ergaben. Hier spielen nicht nur individuelle, sondern auch historisch gewachsene und örtlich sehr unterschiedliche Auffassungen über Ernährung hinein.
Das ausführliche Gespräch mit dem Patienten ist also wichtig. Vorurteile sind manchmal nur langsam auszuräumen. Insgesamt kann man aber feststellen, daß die Auflösung der starren Diätregeln vom Patienten doch dankbar begrüßt wird.
Ich möchte Todd zitieren, der meint, daß es für einen Ulkuspatienten einen größeren Streß bedeutet, zusehen zu müssen, wie seine Mitmenschen eine appetitliche Nahrung zu sich nehmen, während er selbst an eine eintönige, nicht immer schmackhafte Diät gebunden ist, als diese Kost selbst zu genießen.

Dr. med. H.-J. Gütz
Zentralinstitut für Krebsforschung
der AdW der DDR
Berlin-Buch

Auf den letzten Umschlagseiten setzen wir den Abdruck von Salatrezepturen für die Kalte Küche fort.

G. Nowotnick

Schulung und Beratung auf dem Gebiet der Gemeinschaftsverpflegung

Die Vervollkommnung der Leitung und Planung — eine wichtige Voraussetzung für die Umsetzung der wissenschaftlichen Forschungsergebnisse in die Praxis

In der Direktive des IX. Parteitages der SED wurden die Aufgaben für eine zielstrebige Entwicklung der Arbeiterversorgung und der Schüler- und Kinderspeisung wie folgt festgelegt:
„Eine wichtige Aufgabe ist die weitere Entwicklung der Arbeiterversorgung, insbesondere des Werkküchenessens, durch höhere Qualität des Essens und bessere Versorgung besonders der Arbeiter, die im Schichtregime tätig sind bzw. unter erschwerten Bedingungen arbeiten. Es sind die Voraussetzungen für die Zunahme der Anzahl der Teilnehmer am Werkküchenessen um etwa 1 Million Personen, vor allem in Schicht-, Klein- und Mittelbetrieben, zu schaffen. Das verlangt eine bessere materiell-technische Ausstattung der Werkküchen, eine qualifiziertere Leitung, Planung und Bilanzierung der Arbeiterversorgung und eine höhere Verantwortlichkeit der zuständigen staatlichen Leiter und der örtlichen Räte.
Aus gesellschaftlichen Fonds sind zusätzliche Mittel für die Schul- und Kinderspeisung einzusetzen. Die örtlichen Staatsorgane haben in Zusammenarbeit mit den Betrieben, Kombinaten und Handelseinrichtungen alle Voraussetzungen für eine bessere Qualität der Schul- und Kinderspeisung zu sichern.“
Die Verwirklichung dieser Aufgaben und Ziele stellt vor allem hohe Anforderungen an die komplexe Leitung und Planung der Gemeinschaftsverpflegung. Soll der wissenschaftlich-technische Fortschritt auch auf diesem Gebiet zur Grundlage des Wachstums der Arbeitsproduktivität, der Sicherung eines stabilen Leistungszuwachses und der Erhöhung der Qualität der Erzeugnisse (Speisen) werden, ist es notwendig, dafür die erforderlichen Voraussetzungen und Bedingungen zu schaffen. Das erfordert, neue Wege zu beschreiten und die Leitung und Planung auf dem Gebiet der Gemeinschaftsverpflegung zu vervollkommnen.
Mit der Erhöhung der Qualität der Gemeinschaftsverpflegung, die außer der Arbeiterversorgung und der Schüler- und Kinderspeisung auch die Gemeinschaftsverpflegung im Bereich des Gesundheits- und Sozialwesens, der bewaffneten Organe, der Hoch- und Fachschulen und anderer Bereiche umfaßt, wird schließlich ein entscheidender Beitrag zur Erhöhung des Versorgungsniveaus der Bevölkerung insgesamt geleistet. Untersuchungen im Bezirk Potsdam haben ergeben, daß täglich etwa 42 %* der Einwohner in Einrichtungen der Gemeinschaftsverpflegung mit einer warmen Hauptmahlzeit versorgt werden und Leistungen der Pausenversorgung bzw. der Ganztagsverpflegung in Anspruch nehmen. Allein über die Speisenproduktion werden in den Einrichtungen der Schüler- und Kinderspeisung und der Arbeiterversorgung bei

- Kartoffeln 27,0 %
- Obst 26,6 %
- Gemüse 23,7 %
- Fleisch 22,0 % } einschließlich
- Geflügel 26,2 % } Pausenversorgung

des für die Versorgung der Bevölkerung im Bezirk insgesamt zur Verfügung stehenden Warenfonds realisiert.
Ausgehend von der Bedeutung der Gemeinschaftsverpflegung für die Versorgung der Bevölkerung im Bezirk und der Notwendigkeit, Forschungsergebnisse des Zentralinstitutes für Ernährung Potsdam-Rehbrücke auf diesem Gebiet schnell und umweglos in der Praxis wirksam zu machen, wurde im Jahre 1975 ein Schulungs- und Beratungszentrum für Gemeinschaftsverpflegung geschaffen. Die Aufgaben und Ziele dieser Einrichtung wurden in einem Statut festgelegt und sind vor allem auf folgendes gerichtet:

1. Einflußnahme auf die Entwicklung einer einheitlichen, fach- und prozeßbezogenen Leitung und Planung der Einrichtungen der Gemeinschaftsverpflegung im Bezirk Potsdam mit dem Ziel, eine effektive Nutzung und Auslastung dieser Einrichtungen zu sichern.
2. Durch die Kooperation und Zusammenarbeit mit den wissenschaftlichen Institutionen und Einrichtungen auf dem Gebiet der gesundheits- und leistungsfördernden Ernährung die Forschungsergebnisse systematisch und umweglos in die Praxis zu überführen.
3. Ständige Analyse des Entwicklungsstandes der Gemeinschaftsverpflegung, insbesondere der Schüler- und Kinderspeisung und der Arbeiterversorgung und Ausarbeitung der erforderlichen Schlußfolgerungen zu ihrer zielstrebigen Entwicklung.
4. Eine enge und aktive Zusammenarbeit mit den örtlichen Volksvertretungen und ihren Organen zu sichern. Die Räte der Kreise, Städte und Gemeinden bei der Ausarbeitung der Maßnahmen der sozialistischen Rationalisierung und Intensivierung auf dem Gebiet der Gemeinschaftsverpflegung zu unterstützen und die Schaffung zweckmäßiger Organisationsformen zu fördern.
5. Durchführung von Beratungen, Erfahrungsaustauschen und Schulungen mit den leitenden Kadern und verantwortlichen Mitarbeitern der Einrichtungen der Gemeinschaftsverpflegung.
6. Organisierung und Durchführung von Weiterbildungslehrgängen zur Anwendung der Rezepturenkartei, der Einführung und Anwendung der optimierten Mahlzeitenvorschläge (OMV) sowie anderer Ergebnisse der Forschung auf dem Gebiet der Gemeinschaftsverpflegung.
7. Schaffung von Beispielen und Ausarbeitung von effektiven Lösungswegen zur Durchsetzung der wissenschaftlichen Arbeitsorganisation und des effektiven Einsatzes der materiellen und finanziellen Fonds entsprechend den Erfordernissen, Aufgaben und Zielstellungen der komplex-territorialen Rationalisierung.
8. Förderung und Unterstützung der Neuererarbeit auf dem Gebiet der Gemeinschaftsverpflegung und schnelle Verallgemeinerung guter Erfahrungen und Beispiele.

Das Schulungs- und Beratungszentrum

---

* Anteil der Essenteilnehmer der Schüler- und Kinderspeisung, der Arbeiterversorgung und Ganztagsverpflegte in Einrichtungen des Gesundheits- und Sozialwesens sowie in Einrichtungen der Gemeinschaftsverpflegung der Fach- und Hochschulen zur Bevölkerung des Bezirkes insgesamt. Ausgenommen sind Essenteilnehmer in Einrichtungen der Gemeinschaftsverpflegung der bewaffneten Organe und in Gaststätten.

für Gemeinschaftsverpflegung ist eine selbständig arbeitende Einrichtung, die dem Rat des Bezirkes unterstellt und der Fachabteilung Handel und Versorgung zugeordnet ist. Diese Einrichtung verfügt über eigene materielle und finanzielle Fonds und ist somit im Rahmen des bestätigten Stellen- und Haushaltsplanes in der Lage, eine eigenverantwortliche Arbeit zur Lösung der in den Volkswirtschafts-, Versorgungs- und Perspektivplänen des Bezirkes gestellten Ziele und Aufgaben sowie zur Durchsetzung der zentralen Beschlüsse und der gesetzlichen Bestimmungen auf dem Gebiet der Gemeinschaftsverpflegung zu leisten.

Das Schulungs- und Beratungszentrum löst seine Aufgaben im engen Zusammenwirken mit den örtlichen Volksvertretungen und ihren Organen in den Kreisen, Städten und Gemeinden. Dabei wurde vor allem eine feste Zusammenarbeit mit den Abteilungen Handel und Versorgung der Räte der Kreise entwickelt. Die Grundlage für diese Zusammenarbeit bildet eine vom Schulungs- und Beratungszentrum ausgearbeitete Konzeption zur langfristigen Entwicklung der Gemeinschaftsverpflegung im Bezirk Potsdam für den Perspektivplanzeitraum 1976 bis 1980.

Ausgehend von dieser langfristigen Aufgabenstellung werden die Ziele für die Jahresplanung präzisiert und in jährlich durchgeführten Erfahrungsaustauschen mit den Räten der Kreise und den zuständigen Leitern der Einrichtungen der Gemeinschaftsverpflegung beraten. Diese Arbeitsweise hat sich bewährt, und die konzeptionelle Arbeit auf diesem Gebiet setzt sich auf der Ebene des Bezirkes und der Kreise immer mehr durch.

Für die Weiterbildung und Qualifizierung der verantwortlichen Mitarbeiter auf dem Gebiet der Gemeinschaftsverpflegung werden jährlich Schulungsprogramme ausgearbeitet und den Räten der Kreise Abteilung Handel und Versorgung übergeben. Diese sichern die organisatorische Vorbereitung der Weiterbildungsveranstaltungen, und das Schulungs- und Beratungszentrum gewährleistet die Durchführung der Schulungen.

Im Jahre 1977 wurden diese Schulungen mit praktischen Einsätzen in den Einrichtungen der Gemeinschaftsverpflegung verbunden, was sich besonders bewährt hat. Die Schulung der Mitarbeiter in speziellen Bereichen der Gemeinschaftsverpflegung, zum Beispiel im Gesundheits- und Sozialwesen, erfolgt in Abstimmung und Zusammenarbeit mit den dafür zuständigen bezirklichen Organen.

Durch das Schulungs- und Beratungszentrum wurden bisher 1010 Mitarbeiter aus Einrichtungen der Gemeinschaftsverpflegung in Weiterbildungsveranstaltungen qualifiziert. Schwerpunkte dieser Arbeit waren:

- die umweglose Überführung von Forschungsergebnissen des Zentralinstitutes für Ernährung Potsdam-Rehbrücke und
- die Durchsetzung der Verordnung und Durchführungsbestimmung über die Schüler- und Kinderspeisung vom 16. 10. 1975 und der Anordnung über die Verpflegung der Werktätigen in den Betrieben unter Berücksichtigung der Schweregrade der Arbeit vom 24. 6. 1974.

Auf der Grundlage von Vereinbarungen wurde eine zielgerichtete Zusammenarbeit mit dem Zentralinstitut für Ernährung und der Bezirkshygieneinspektion entwickelt.

Diese Zusammenarbeit hat sich bei der Umsetzung der neuen wissenschaftlichen Erkenntnisse in den Einrichtungen der Gemeinschaftsverpflegung gut bewährt. Bisher konnten im Bezirk Potsdam 368 Einrichtungen der Gemeinschaftsverpflegung für die Anwendung der Rezepturenkartei und 117 für die Anwendung der OMV-Pläne gewonnen werden. Durch die Nutzung der vorliegenden Forschungsergebnisse wurde durch unsere Einrichtung ein Jahresrahmenspeisenplan für die Schülerspeisung entwickelt, für dessen Nutzung 440 Einrichtungen der Schülerspeisung gewonnen werden konnten.

Diese Beispiele und viele andere Arbeitsergebnisse unserer Einrichtung zeigen uns, daß sich die Schaffung des Schulungs- und Beratungszentrums bewährt hat. Diese Fortschritte sind vor allem das Ergebnis der in gemeinsamer Arbeit (Bezirksleitung der SED, Rat des Bezirkes und Zentralinstitut für Ernährung) getroffenen Festlegungen und gefaßten Beschlüsse zur Bildung dieser Einrichtung.

Dipl.-Staatswiss. G. Nowotnick
Schulungs- und Beratungszentrum
für Gemeinschaftsverpflegung
Potsdam

Zubereitung des Teegetränks

Man nimmt je nach Geschmack und Bekömmlichkeit etwa 1,25 bis 1,5 g Tee für eine Tasse. In der Regel soll man den Teeaufguß 5 min ziehen lassen. Während dieser Zeit gehen die Geschmacks- und Aromastoffe, die sich zuerst lösen, in genügendem Maße in das Getränk über. Läßt man den Tee länger ziehen, so wird zu viel Gerbstoff extrahiert. Das gibt einen bitteren Tee, wobei die feinen Aromawerte leicht überdeckt werden. (Aus „Kaffee und Tee", VEB Fachbuchverlag Leipzig).

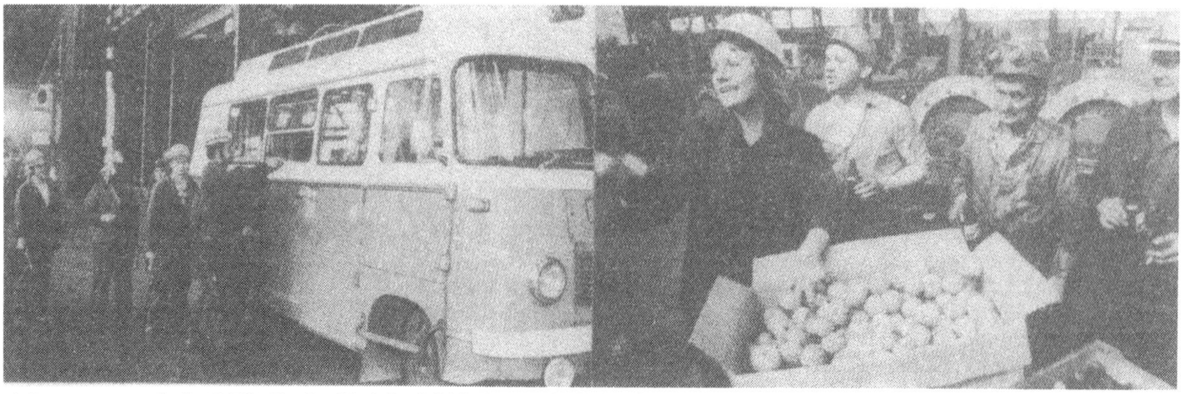

Arbeiterversorgung in der DDR: Zweimal in jeder Schicht kommt im Kaltwalzwerk des Stammbetriebes des VEB Bandstahlkombinat „Hermann Matern" im Eisenhüttenkombinat Ost der Versorgungsbus. Zum Angebot gehören Obst, ein breites Lebensmittelsortiment und Getränke. Außerdem stehen in allen Abteilungen Automaten bereit, die mehrere alkoholfreie Getränke kostenlos anbieten. Küchen in den einzelnen Werkhallen übernehmen die Versorgung mit warmen Speisen (linkes Bild). In anderen Betriebsteilen des Eisenhüttenkombinats Ost besteht für Werktätige, die unter besonders erschwerten Bedingungen arbeiten, eine Sonderversorgung am Arbeitsplatz (rechtes Bild).

XXVIII. Internationaler ärztlicher Fortbildungskurs in Karlovy Vary, 26.—30. 9. 1977

Themen des Kurses waren Erkrankungen der Gallenblase und -wege, Magenerkrankungen, insbesondere das Gastroduodenalulcus, die balneologische und diätetische Behandlung gastroenterologischer Erkrankungen, chirurgische Möglichkeiten bei Erkrankungen der Gallenblase und -wege und beim Gastroduodenalulcus sowie die moderne Balneotherapie mit Nutzung der Naturheilquellen.

Erkrankungen des Gallenwegsystems stellen einen hohen Anteil der gastroenterologischen Gesamtmorbidität. Aus der Sicht des Pathologen finden sich bei über 2000 Sektionen 54% pathologische Befunde am Gallenwegsystem, bei jedem 20. Fall ist das Gallenleiden die unmittelbare Todesursache. An erster Stelle steht die Cholelithiasis mit ihren Komplikationen, gefolgt von Entzündungen, bösartigen Tumoren und selteneren Befunden. Vor allem größere Gallensteine wirken entzündungsfördernd und -unterhaltend. Jeder 8. Mann und jede 4. Frau in Europa sollen Gallensteinträger sein. In der ČSSR werden jährlich etwa 38000 Cholecystektomien durchgeführt, das sind 8,8% aller Operationen. In den USA erfolgen jährlich etwa 500000 Cholecystektomien, das bedeutet in jeder Minute eines 24-Stunden-Tages eine Cholecystektomie. Einen wichtigen ätiologischen Faktor für die Gallensteinbildung stellt die Überernährung dar.

Wichtig ist eine optimale Diagnostik. Bei der Röntgenuntersuchung ist durch Variation der oralen und parenteralen Kontrastmitteluntersuchung eine möglichst maximale Aussage anzustreben. Neben der Laparoskopie, die eine unmittelbare Betrachtung der Gallenblase und des Gallenblasenbereichs erlaubt, ist die Ultrasonographie von Bedeutung, eine den Patienten wenig belastende Untersuchungsmethode. Eine bessere Gangdarstellung, besonders bei postoperativen Zuständen, ist mit der direkten Kontrastmittel-Applikation durch den Einsatz instrumenteller Verfahren (endoskopische retrograde Cholangio-Pankreatikographie, laparoskopische, percutane transhepatische und -juguläre Cholangiographie) möglich. In einigen wenigen Fällen mit intrahepatischer Cholestase erbringt erst die Laparotomie die endgültige Diagnose.

Cholestatische Lebererkrankungen sind allein histologisch bei Leberbiopsien ohne Angabe anamnestischer, klinischer und laborchemischer Daten nicht sicher zu klassifizieren.

Die Diagnose Papillenstenose ist nur mit großer Zurückhaltung zu stellen, da das funktionelle Verhalten eine Stenose vortäuschen kann und Stenosen teilweise reversibel sind.

An erster Stelle der Therapie des Gallensteinleidens steht nach wie vor die chirurgische, wobei immer wieder auf die frühzeitige Indikationsstellung hingewiesen wird:

1. um Komplikationen vorzubeugen,
2. um die Verschiebung des Operationstermins in höhere Altersgruppen mit höherer Komplikationsrate zu vermeiden.

Würdigung findet die erste, 1882 von dem Berliner Chirurgen Karl Langenbuch erfolgreich durchgeführte Cholecystektomie. Mehrere Autoren berichten über Ergebnisse geplanter und akuter Cholecystektomien, Reoperationen bei Strikturen und Stenosen der Gallenwege, Erfolge der chirurgischen Therapie bei alten Patienten und über gute Ergebnisse der Frühoperationen bei der akuten Cholecystitis gegenüber der konservativen Therapie. Schwierig ist die Erkennung und Entfernung von Konkrementen aus intrahepatischen Gallenwegen und dem distalen Teil des Choledochus.

Im Mittelpunkt des Interesses steht in den letzten Jahren die medikamentöse Auflösung von Gallensteinen. Die Pathogenese der Cholesteringallensteine bildet die Grundlage der modernen cholelitholytischen Therapie. Die Cholesterin-Lithogenese ist die Folge einer veränderten Lipidzusammensetzung der Galle (Überschuß an Cholesterin, Mangel an Lösungsvermittlern = lithogene Galle).

Es kommt zur mikrokristallinen Cholesterinpräzipitation. Durch Aggregation derartiger Präzipitate unter Beteiligung von sauren Mucoproteinen und Kopräzipitation von Bilirubin und anorganischen Salzen entstehen Steine. Außerdem soll eine Aktivitätsabweichung der Schlüsselenzyme im hepatischen Cholesterin- und Gallensäurestoffwechsel eine Rolle spielen.

Die cholelitholytische Therapie mit Chenodesoxycholsäure bewirkt eine verminderte Cholesterinsynthese in der Leber, Untersättigung der Galle mit Cholesterin und höhere Cholesterinlöslichkeit.

Cholesterinsteine können sich wieder auflösen.

Nach bisher 5jähriger Erfahrung sind etwa 24% der Gallensteinträger für die cholelitholytische Therapie geeignet. Innerhalb von 3—36 Monaten ist eine vollständige Auflösung von Cholesteringallensteinen zu erreichen. Am besten geeignet sind kleine, noch jüngere, röntgenologisch nicht schattengebende Gallensteine bei funktionierender Gallenblase. Nicht geeignet sind Pigmentsteine, ältere calciumreiche Cholesterinsteine über 2 cm Durchmesser, große Solitärsteine und Gallengangskonkremente (meist Pigmentsteine). Prophylaktische Erhaltungstherapie ist notwendig, um Rezidive zu vermeiden.

Gewichtsreduktion bei Übergewicht sollte angestrebt werden, um die Lithogenität der Galle zu senken.

In der DDR steht Chenodesoxycholsäure z. Z. noch nicht allgemein zur Verfügung, seit einigen Jahren erfolgt die klinische Erprobung.

Deprimierend ist, daß beim Gallenblasen- und Gallengangs-Karzinom in den letzten 100 Jahren keine Fortschritte erzielt werden konnten: die Prognose ist schlecht, die Überlebensrate nach Operation liegt unter 1 Jahr, nur selten werden 5 Jahre erreicht. Frauen sind bevorzugt befallen. 79% sind Gallensteinträger!

Das Gastro-Duodenalgeschwür (die Häufigkeit wird mit 2—3,5% angegeben) ist das pathologisch-anatomische Substrat der peptischen Aktivität des Magensaftes. Im Gegensatz zum peptischen Ulcus entsteht das Altersulcus auf dem Boden einer Mangeldurchblutung, meist begleitet von Anacidität. Bei der Diagnostik ergänzen sich Röntgenuntersuchung und Endoskopie, die einen hohen diagnostischen Stellenwert besitzt. Relativ leicht sind auch kleinere und flache Defekte zu erkennen, Abheilungsstadien sind zu beurteilen. Durch gezielte Biopsie und Zytologie sind zusätzliche Informationen zu gewinnen. Von Bedeutung ist die Notfallendoskopie beim blutenden Ulcus. Weitere Möglichkeiten ergeben sich bei der Nutzung des Glasfibergastroskops für die Entfernung von

Fremdkörpern aus dem Gastrointestinaltrakt, wodurch den Patienten belastende Operationen erspart werden.
Immer wieder wird darauf hingewiesen, daß nicht nur der Magen, sondern der gesamte Mensch in den Krankheitsprozeß einbezogen ist, wobei sich Fehlfunktionen am Magen-Darmkanal manifestieren. Man spricht vom „Ulcuskranken“. Neben der medikamentösen Therapie spielen Ruhigstellung, Diät, Physiotherapie und Psychotherapie eine wichtige Rolle. Bei der medikamentösen Behandlung ist die Pathogenese zu berücksichtigen:

— Säurereduktion bei Hyperaktivität,
— Verbesserung der Mikrozirkulation beim Altersulcus.

Neben der Behandlung mit Antacida/ Anticholinergica hat sich seit einigen Jahren Biogastrone bewährt.
Neuestes Therapeutikum beim peptischen Ulcus ist Cimetidine, ein Histamin-H_2-Rezeptor-Antagonist, der die Magensäuresekretion hemmt (Basal- und stimulierte Magensäuresekretion) und den pH des Magensaftes erhöht.
Bei der Diättherapie gilt wie bei der medikamentösen Therapie das Prinzip einer Einschränkung der Säureproduktion und des Pufferns des sauren Mageninhaltes: Die Diät soll vollwertig und frei von reizenden Stoffen sein bei hoher Nahrungsfrequenz und kleinen Mengen. Die individuelle Nahrungstoleranz ist zu beachten.
Bei der chirurgischen Behandlung sind neben den klassischen Resektionsverfahren nach Billroth organerhaltende und organsparende kombinierte Operations-Methoden von Bedeutung, wobei die spezielle Methode der Funktion des Einzelfalles angepaßt sein soll. Als Methode der Wahl wird beim unkomplizierten Ulcus duodeni die proximale gastrale Vagotomie angesehen. Damit wird die saure gastrale Hypersekretion beseitigt.
1979 findet der XXIX. Internationale ärztliche Fortbildungskurs, ebenfalls wieder in Karlovy Vary, statt.

H. Gutschlag

Haltbarkeit von Lebensmitteln

Seminar der Sektion Ernährungswirtschaft der Gesellschaft für Ernährung in der DDR, Reinhardsbrunn, 15. und 16. November 1977

In seinem Einführungsvortrag ging Herrmann (Berlin) ausführlich auf die Probleme von Haltbarkeit, Konservierung und Verderb ein und stellte sie in Beziehung zur materialökonomischen und volkswirtschaftlichen Bedeutung. Ein Lebensmittel kann je nach Art ein unterschiedliches Verderbsbild (mikrobiologisch, biochemisch, chemisch, physiko-chemisch und sensorisch) in Abhängigkeit vom Konservierungsverfahren und von den Lagerbedingungen aufweisen. Nach einer kritischen Übersicht über die physikalischen, chemischen und biochemischen Haltbarmachungsverfahren wurde aufgezeigt, daß die zukünftigen Entwicklungstendenzen im wesentlichen kaum durch den Einsatz grundsätzlich neuer Verfahren als vielmehr durch die Anwendung von Verfahrenskombinationen sowie durch die Optimierung vorhandener Verfahren gekennzeichnet sind. Hierzu werden fundierte Kenntnisse über die im Lebensmittel ablaufenden Reaktionen und über ihre Zeitgesetze — vor allem der sensorischen Veränderungen — sowie Prozeßberechnungsmethoden benötigt. Es wird möglich sein, die Haltbarkeit wesentlich zu verlängern, wenn die schwächsten Glieder bei der Konservierung oder Lagerung erfaßt und beachtet werden.
Paulenz (Berlin) sprach über „Gesundheitliche Aspekte der Haltbarkeit von Lebensmitteln und dazu erlassene bzw. in Vorbereitung befindliche Rechtsvorschriften“. Er betonte, daß die Statistik von Erkrankungen der letzten Jahre nach Lebensmittelverzehr das nicht zu vernachlässigende gesundheitliche Risiko beweist, wobei die Lebensmittel auf Grund ihres Alters für die menschliche Ernährung nicht mehr geeignet waren. Im Vortrag wurde aus Sicht der Hauptabteilung Hygiene und Staatliche Hygieneinspektion des Ministeriums für Gesundheitswesen zu aktuellen Problemen der Haltbarkeit von Lebensmitteln unter besonderer Berücksichtigung der Rechtsbestimmungen Stellung genommen.
Tietke (Leipzig) referierte über „Haltbarkeit und Warenverluste im Handel“. Die auftretenden Lebensmittelverluste sind immer noch zu hoch. Wie Untersuchungen zeigen, ist der größte Teil der Warenverluste vermeidbar. Zu den Warenverlusten im Handel bzw. auf dem Transport führen u. a.

— fehlendes fundiertes warenkundliches Wissen sowohl der verantwortlichen Leiter als der Mitarbeiter des Lagers
— mangelnde Kenntnisse über die Eignung der eingesetzten Verpackungsstoffe und Verpackungsmittel
— ungeeignete Lager oder ungenügende Durchführung von Warenpflegemaßnahmen
— ungeeignete oder defekte Transportmittel
— fehlende Klimaanlagen.

Es wurden die erforderlichen warenkundlichen Kenntnisse erläutert, die zur Vermeidung und Senkung von Warenverlusten notwendig sind.
In weiteren Vorträgen wurde über Lagerungs- und Haltbarkeitsprobleme bei Kühl- und Gefrierkost, Fleisch- und Wurstkonserven, Fischkonserven und -präserven, Bier und alkoholfreien Getränken, Süß- und Dauerbackwaren, Backwaren, Milch- und Milchprodukten, Obst sowie Kartoffeln diskutiert.

F. Baum

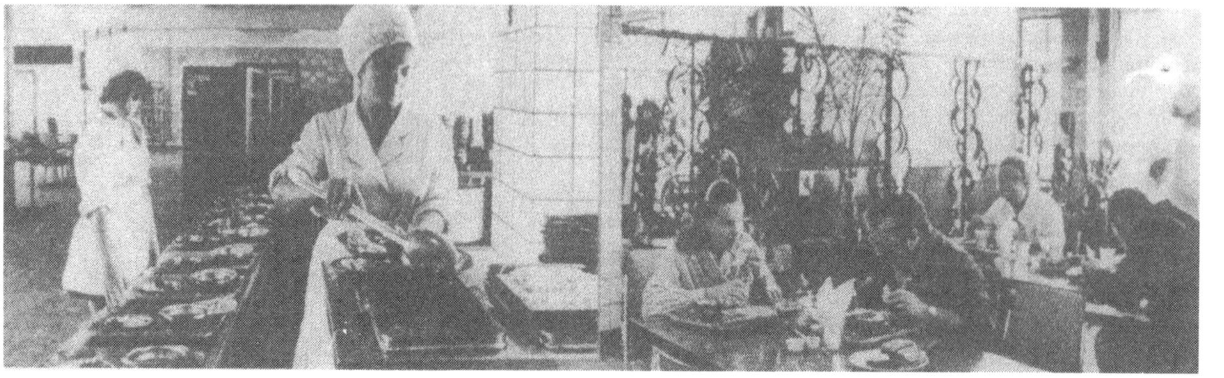

Arbeiterversorgung in der UdSSR: Rund um die Uhr wird die Belegschaft des Moskauer Betriebes „Chromatron“ versorgt. Zentrum der Gemeinschaftsverpflegung ist die moderne Betriebsgaststätte, der ein Café angeschlossen ist

Geflügelsalat 5

Rezeptur für 10 Portionen		Ernährungsphysiologischer Wert je Portion	
Broiler	800 g	Energiewert	185 kcal
Sellerie	250 g		774 kJ
Äpfel	250 g	Eiweiß	16 g
Kompottpfirsich o. Saft	150 g	Fett	10 g
Salz, Zucker, weißer Pfeffer		Kalzium	48 mg
Wodka	20 ml	Vitamin B_1	0,09 mg
Zitrone	200 g	Vitamin C	7 mg
Mayonnaise	50 g		
Joghurt, mager	100 ml		
Kopfsalat	1 Staude		
Eier	3 Stück		

Fleischsalat — modern 6

Rezeptur für 10 Portionen		Ernährungsphysiologischer Wert je Portion	
Kaßlerschulter o. ä.	600 g	Energiewert	250 kcal
Kompottpfirsich o. Saft	200 g		1046 kJ
Äpfel	200 g	Eiweiß	13 g
Orangen	200 g	Fett	17 g
Zitrone	1 Stück	Kalzium	25 mg
Curacaolikör	20 ml	Vitamin B_1	0,36 mg
Zucker, weißer Pfeffer, Peppersauce		Vitamin C	10 mg
Mayonnaise	50 g		
Joghurt, mager	50 ml		
Kopfsalat	1 Staude		

Hirtensalat 7

Rezeptur für 10 Portionen		Ernährungsphysiologischer Wert je Portion	
Rinderkammfleisch, gekocht	400 g	Energiewert	225 kcal
Kartoffeln, gekocht	400 g		940 kJ
Möhren	200 g	Eiweiß	17 g
Sellerie	200 g	Fett	15 g
Porree	150 g	Kalzium	55 mg
Zwiebeln	50 g	Vitamin B_1	0,15 mg
Salz, Pfeffer, Essig, Zucker		Vitamin C	3 mg
Kräuter	20 g		
Salatöl	50 ml		

Rindfleischsalat 8

Rezeptur für 10 Portionen		Ernährungsphysiologischer Wert je Portion	
Rinderkammfleisch, gekocht	400 g	Energiewert	225 kcal
Möhren	400 g		940 kJ
Delikateßgurken	400 g	Eiweiß	17 g
Zwiebeln	200 g	Fett	15 g
Eier	5 Stück	Kalzium	55 mg
Speiseöl	30 ml	Vitamin B_1	0,15 mg
Salz, Pfeffer, Essig, Zucker		Vitamin C	3 mg
Mayonnaise	50 g		
Joghurt, mager	50 ml		
Tomatenmark	50 g		

Zubereitungsweise

Das Kaßler in Wasser bei zirka 80 °C garziehen lassen, nach dem Erkalten in Würfel schneiden und würzen. Pfirsiche, entkernte Äpfel und geschälte Apfelsinen ebenfalls würfeln und mit Curacao gewürzt zum Fleisch geben. Mayonnaise und Joghurt miteinander verrühren, unter den Salat heben und den Salat auf Kopfsalat- oder Chinakohlblättern anrichten. An Stelle von Joghurt kann auch ungesüßte Schlagsahne verwendet werden.

Garnitur: Obsttrangen und Schlagsahnetupfer.

Zubereitungsweise

Das Broilerfleisch wie üblich kochen, die Knochen ausbrechen und das erkaltete Fleisch in Streifen schneiden und würzen. Den geputzten Sellerie in Stifte schneiden, mit wenig Essig etwa 10 min dünsten und erkaltet mit Apfel- und Pfirsichstreifen zum Fleisch geben. Den Salat würzen, mit Mayonnaise, verrührt mit Joghurt, fertigstellen und auf Kopfsalat- oder Chinakohlblättern anrichten. An Stelle der Blattsalate kann auch Chicoree in Streifen untergemischt werden.

Garnitur: Die Eier in Vierteln und Broilerstücke.

Zubereitungsweise

Das gekochte Fleisch in Blättchen schneiden, die geputzten, kernig gedünsteten Möhrenscheiben und die Gurkenscheiben etwas ausgedrückt würzen. Feine Zwiebelstreifen im Öl nur glasig schwitzen, mit Mayonnaise, Joghurt und Tomatenmark verrühren und unter den Salat mischen. 2 schnittfest gekochte Eier quer und längs mit dem Eierschneider zerkleinert unter den Salat heben und diesen mit der mit Joghurt und Tomatenmark verrührten Mayonnaise fertigstellen.

Garnitur: 3 Eier in Sechsteln.

Zubereitungsweise

Das gekochte Rindfleisch und die gepellten Kartoffeln in Würfel schneiden und mit Salz, Pfeffer, Zucker und Essig pikant würzen. Die geputzten Möhren, Sellerie und Porree in Würfel bzw. in kurze Streifen schneiden, dünsten und erkaltet zum Fleisch-Kartoffelgemisch geben. Dem Salat feine Zwiebelwürfel und gemischte frische Kräuter untermischen, mit dem Öl fertigstellen und auf Kopfsalat anrichten oder Kopfsalat, Chinakohl oder Chicoree in Streifen kurz vor dem Anrichten unter den Salat heben.

Garnitur: Kräutersträußchen.

Kolibri 360 GmbH
Ferdinand-Jühlke-Straße 7
99095 Erfurt, Deutschland
produktsicherheit@kolibri360.de